ステージ別

腎臓病の治療とケア

透析療法への進行抑制と心温まる透析ライフ

富野康日己 著
(医)松和会常務理事・順天堂大学名誉教授

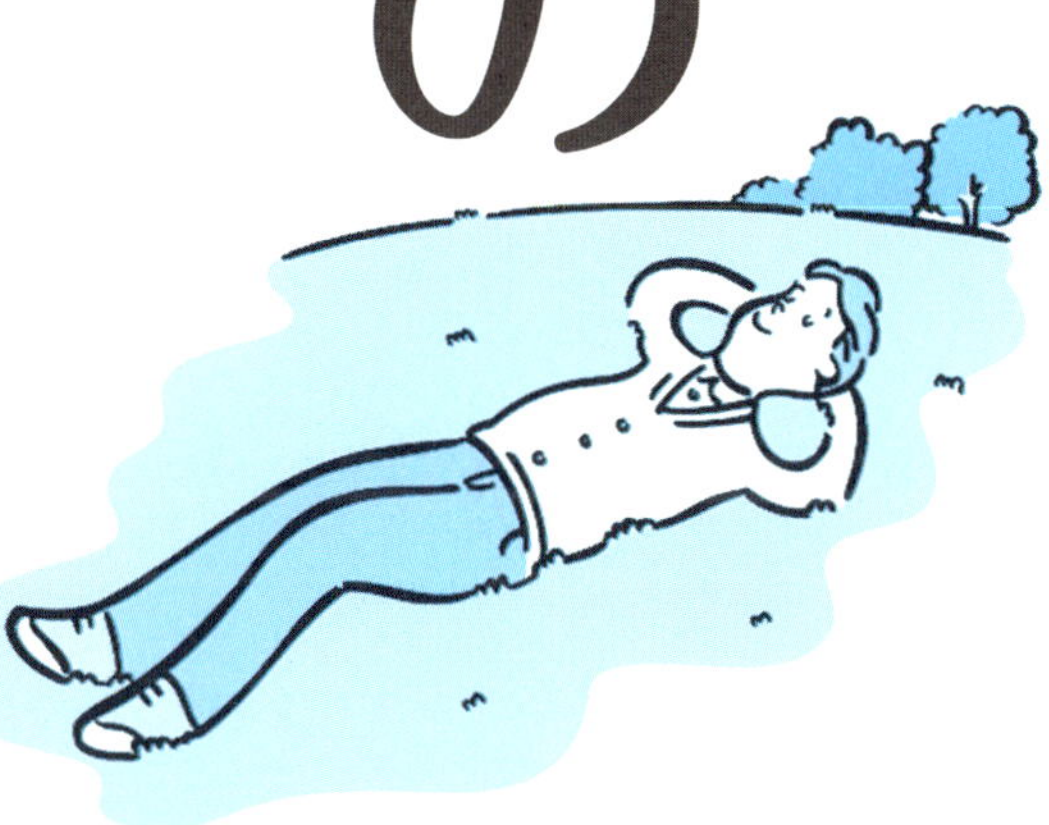

法研

はじめに

腎臓は、「肝腎要《かんじんかなめ》」の臓器といわれるように、尿をつくって不要なものを排泄するだけではなく、血圧のコントロールや赤血球の造血、血液ｐＨバランスの調整、ミネラルバランス・骨代謝の調整など、人が健康を維持するためになくてはならない働きをしています。しかし、「沈黙の臓器」ともいわれるように、症状がなかなかあらわれない臓器でもあります。体がだるい、息切れがするなどの症状で受診したときには、すでに透析治療が必要になるほど腎臓の機能が低下していることも珍しくありません。学校・職場の検診や健康診断を定期的に受け異常がみられるといわれた場合には、決して放置せずに腎臓専門医により早期診断と早期治療を受けることが大変重要です。それには、腎臓のもつ働きと現れる症状、進行した場合の問題点を正しく理解しておく必要があります。

近年、慢性腎臓病（ＣＫＤ）の診断と治療が注目されています。ＣＫＤは一つの病気をいうのではなく慢性に進行する腎臓病の総称で、一定の基準を満たした人はすべてＣＫＤと診断されます。ＣＫＤは、末期腎不全透析療法に進行するほかに、心血管疾患の重大な危険因子でもあります。心血管疾患とは血管壁が硬くもろくなり、脳卒中や心筋梗塞などをもたらす病気のことで、ＣＫＤの患者さんは末期腎不全に進むよりも、むしろ心血管疾患を発症して死に至るケースのほうが多いとさえいわれています。またＣＫＤは高血圧、高血糖、脂質異常症、痛風、肥満といった生活習慣病と密接に関連し合っているので、患者さんは適切な食事と適度の運動に心がけ、ストレスをためずに体全体の環境を整えることが大切です。医師は、患者さん・ご家族と透析療法への進行を少しでもくいとめるため、共同作業として生活習慣の修正を指導し、薬物療法や食事療法、運動療法を組み合わせて治療にあたっています。

　腎臓病は、かつて透析治療が避けられない病と考えられていました。しかし最近は診断法と治療が進歩し、早期に腎臓の異常をみつけて治療を始めれば、腎臓の機能を回復させることができますし、またある程度進行していても、適切な治療を受け生活スタイルを改めることで、透析をせず生涯をまっとうすることが可能になっています。しかし、こうした努力にも関わらず、透析療法が導入され生涯にわたり維持透析療法をつづける人は、まだまだ少なくなってはいません。現在、約32万人を超える患者さんが維持透析療法を受けておられます。患者さんの負担が軽く有効で安価な透析を探求しつつ、どのようにしたら「心温まる透析ライフ」を送ることができるのかを皆で考えなくてはなりません。特に、高齢透析患者さんへの心配りがとても大切です。

　本書では、腎臓の働きを学んだうえでＣＫＤの原因となる病気の治療と、患者さんご自身で行う食事や運動などの生活一般をやさしく解説しています。患者の皆さんとご家族が、腎臓病治療に取り組まれるうえでの一助になればこのうえない喜びです。しかし、難しい言い回しもあろうかと思いますので、忌憚のないご意見をお待ちしています。

最後に本書の刊行にご尽力いただきました（株）法研と urban santa creative の関係各位に厚く御礼申し上げます。

平成29年晩秋

都庁舎を眺めつつ

富野康日己

ステージ別　腎臓病の治療とケア　目次

第2章 腎臓病の種類と診断・治療

第3章　腎臓病が進んでいる方へ
——腎不全透析療法でのQOLの向上

第4章 ステージ別の食事療法
——生活管理法

1. 保存期腎不全での食事療法

2. 末期腎不全透析療法での食事療法

あとがき

第1章

腎臓のしくみと病気

小さいけれど、毎日大量の血液を浄化するなど、人体にとって欠かせない役割を果たしているのが腎臓です。腎臓のしくみと病気を紹介します。

腎臓病患者は増え続けている

◉慢性透析患者は32万4986人

今、腎臓病に悩まされる人が年々増え続けています。

世界で透析や移植を必要とする末期腎不全の患者は、1990年の約43万人から2010年の約210万人へと、20年間でおよそ5倍にもなりました。

日本でも、状況は変わりません。

日本透析医学会が毎年実施している統計調査「わが国の慢性透析療法の現況」によると、2015年12月現在の国内の慢性透析患者数は、32万4986人。前年より4538人増加しています。

近年はやや緩やかにはなりましたが、2015年までは、毎年約1万人という驚くようなペースで増えていました。現在も、増加そのものはストップしていません。

では、どのような人が腎臓病になっているのでしょうか。

2015年に、新たに透析治療が必要となった導入患者は、3万6792人。男性が2万5004人で、女性は1万1788人です。

男性が女性の約2倍になります。これは、前年度まででも同様の傾向であり、男性の方

慢性透析患者数の推移

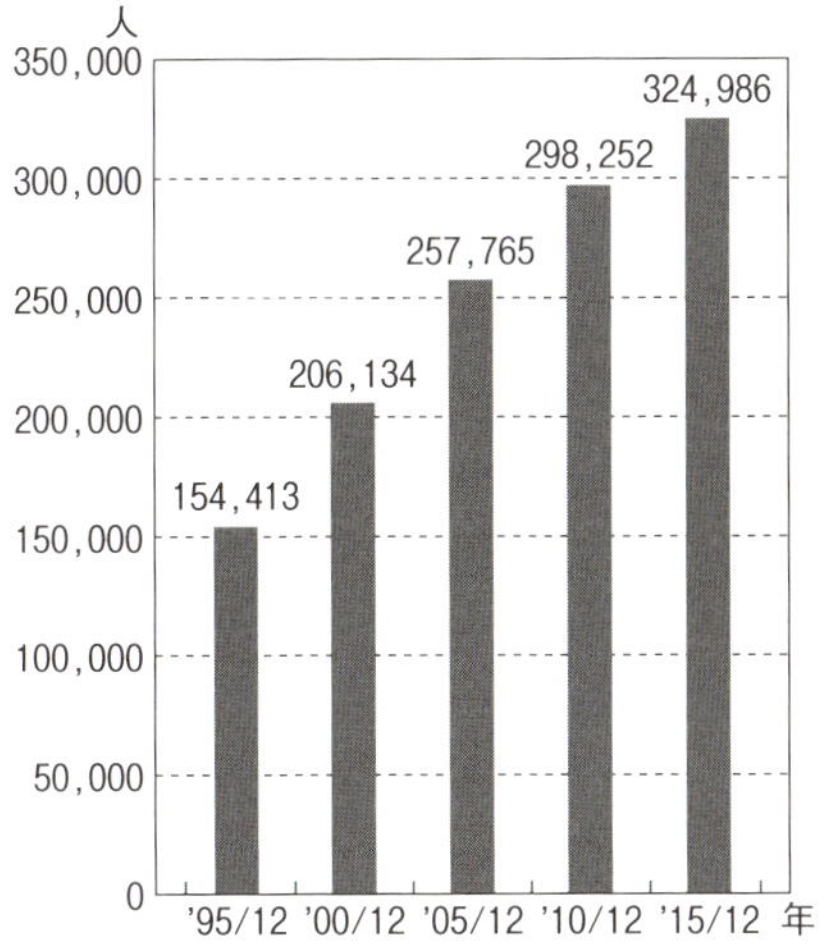

＊日本透析医学会統計調査委員会
「わが国の慢性透析療法の現況」参照

透析導入患者数の年齢と性別

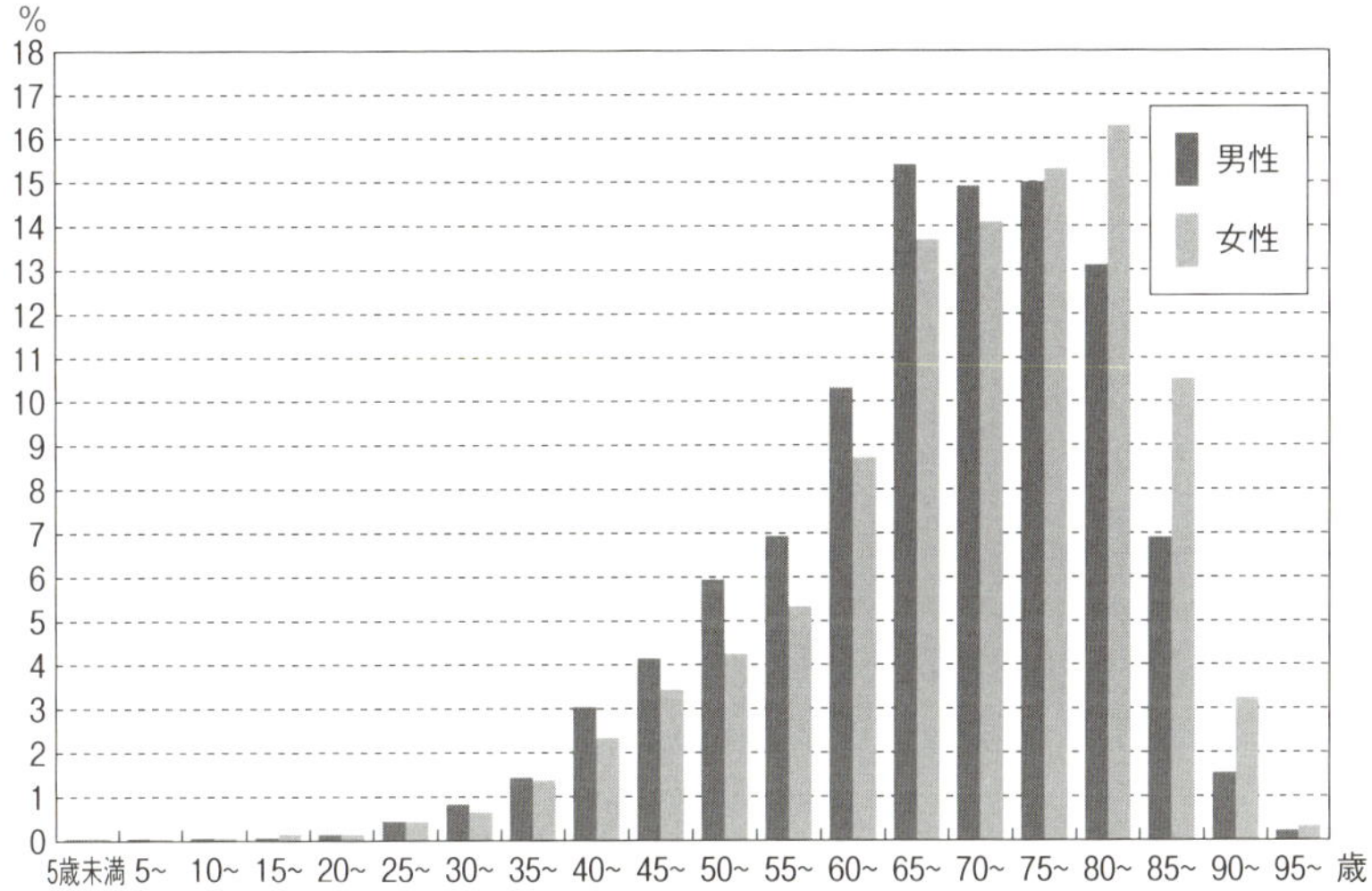

＊日本透析医学会統計調査委員会「わが国の慢性透析療法の現況」参照

が女性よりも腎臓を悪くしやすいことがわかります。

年代別でもっとも割合が高いのは、男性が65～69歳、女性は80～84歳です。

透析治療の導入時の平均年齢は男性が68・37歳、女性は70・95歳です。女性の平均年齢が高めなのは、女性では75歳以上と、比較的高齢になってから導入する患者さんが多いためと考えられます。

全体の平均年齢は69・20歳です。

しかし、現在はまだ透析の必要のない〝透析予備軍〟の人を含めると、さらに多くの人が腎臓病を患っているのです。

◉腎臓が悪いと症状としてあらわれると言われているが……

腎臓病というと、「顔や足がむくむ（浮《ふ》腫《しゅ》）」「尿の異常」などの症状がよく知られています。主な症状について、整理しておきましょう。

●むくみ

腎臓病で、もっともよくみられる症状が、むくみ（浮腫）です。

顔や手足がむくむことが多く、指で押したときに、へこんだままなかなか戻らないのが特徴です。

むくみは、水分調整がうまくできなくなることが原因です。

全身にむくみが出ることもあります。また、症状が重くなると、内臓がむくむことがあります。肺にむくみが出る肺浮腫になると、呼吸困難などが引き起こされるケースもあります。

腎臓が原因のむくみは、腎臓の組織が破壊された結果として起こるものが多く、腎臓病の症状がかなり進んでいると言えます。しかし、組織の破壊は乏しいのに、たんぱく尿が出て、むくむこともあります。

●血尿

尿に血液が混じって、赤褐色や赤色になることがあります。尿は血液を腎臓で濾《こ》すことでつくられるのですが、そのしくみがうまく働かなくなり、尿に赤血球が混じってしまっている状態です。

●たんぱく尿

排尿の際に、尿が濁ったり、尿が泡立つことがあります。これは、尿にたんぱく質の混じったたんぱく尿が原因と考えられます。健康な人でも尿が泡立つことはありますが、たんぱく尿の場合は泡がなかなか消えません。

血液中のたんぱく質は、腎臓で回収されて尿にはほとんど含まれないしくみなのですが、腎臓がうまく働かないことで、尿中に混じっている状態です。

ただ、腎臓に問題がなくても、激しいスポーツの後や、高熱のとき、ストレスがかかったときなど、たんぱく尿が出ることはあります。

●尿量の変化

腎臓が正常に働かなくなることで、尿量に変化がみられることもあります。

腎機能が低下して、尿を濃くすることができなくなるために、尿量が増えてしまうことがあります。頻繁にトイレに行かなければならない頻尿や夜間尿としてあらわれます。

中高年では、加齢に伴って尿の回数が増えることもあるのですが、1日に10回以上排尿しなければならない、夜間に2回以上トイレに起きるなどの場合は、一度疑ってみてもよいでしょう。逆に、腎臓の血流が悪くなることで尿を十分につくれず、おしっこの量も少なくなる（乏尿《ぼうにょう》）こともあります。

●高血圧

腎臓が悪いことで高血圧を招いてしまうことがあります。腎臓には、水分や塩分を排出する働きもあるのですが、正常に機能しなくなることで、体内の水分や塩分の調整ができず、高血圧になってしまうのです。

高血圧と腎臓病は非常に密接な関係があり、高血圧の人は腎臓に負担がかかり、腎臓病になりやすい状態なので、注意が必要です。

●倦怠感

全身に倦怠感《けんたい》（だるさ）や疲労感を感じることがあります。これは、正常な腎臓の働きが行われないことによって、本来尿から排泄されるはずの老廃物が血液中に残り、悪影響を与える「尿毒症《にょうどくしょう》」です。

ほかに、食欲の低下や吐き気、睡眠障害などとしてあらわれることもあります。そのまま放置していると意識を失ったり、生命に関わる深刻な症状に結びつくこともあるので、早急に受診する必要があります。

◉怖いのは自覚症状なしで忍び寄る慢性腎臓病

ここまで腎臓が悪くなったときの自覚症状を紹介してきましたが、腎臓病の初期段階では、ほとんど症状が出ません。

腎臓は「沈黙の臓器」とも呼ばれる非常に我慢強い臓器です。問題があっても初期には目立った症状があらわれないのです。

怖いのは、気づかないうちに病気が進行して、腎臓がひどく損なわれてしまうことです。

腎臓病は、自覚症状があらわれたときには、透析治療が必要になる直前だった、ということも珍しくはないのです。

さらに、自覚症状があっても、徐々にあらわれたために、「老化のせい」「体質が変わった」などと考え、見逃してしまう人も少なくありません。

慢性腎臓病（ＣＫＤ）という病気を知っているでしょうか。これは特定の病気の名前ではなく、腎臓の機能が少しずつ低下していく、さまざまな腎臓の病気の総称です。

詳しくは第2章で説明しますが、慢性腎臓病は、たんぱく尿など腎臓の障害があきらか、もしくはＧＦＲ（糸球体濾過量）60ml／分／1・73㎡未満の腎機能低下が、３カ月以上続くことと定義されています。

つまり、腎臓に問題があり、それが持続的に悪化している状態です。腎臓の病気は数多くありますが、腎臓の機能が慢性的に損なわれていくということを基準にまとめた、わかりやすい概念です。

慢性腎臓病は、冒頭で紹介した、世界的に増えている末期腎不全患者の予備軍とも言える存在です。

アメリカでは全人口の約13％、２５６１万人が慢性腎臓病だとされています。日本でも２００５年の慢性腎臓病患者数は、約１３２９万人。こちらもアメリカ同様、成人人口の約13％という数字になります。

つまり、10人に１人は、将来透析治療が必要になる可能性が高いということです。

さらに恐ろしいのは、慢性腎臓病患者は、末期腎不全まで進行しなくても、生命の危険があることです。

慢性腎臓病は、脳卒中や心筋梗塞などの命に関わる病気を引き起こす要因となります。

その結果、腎臓病が死亡の原因となるほど悪化していなくても、脳卒中や心筋梗塞などで死亡リスクが高まってしまうのです。

実際に、欧米の慢性腎臓病患者では、腎臓の状態が悪化して末期腎不全に進む患者さんよりも、心血管障害で亡くなる患者さんの方が多いのです。日本においても、慢性腎臓病が、脳や心臓の血管障害を起こすリスクであることは変わりません。たとえ症状が軽かったとしても、慢性腎臓病は放置しておいてよい病気ではありません。

なぜ、慢性腎臓病は、脳卒中や心筋梗塞などのリスクとなるのでしょうか。

その原因は、腎臓の働きと、心臓や血管の働きの連携にあります。まずは、腎臓の働きについて、詳しく説明しましょう。

腎臓のしくみと働き

◉腎臓は複雑な組織でできている

腎臓は、長さ約12センチ、幅約3センチ、重さ120〜160ｇほどのそら豆型の臓器です。

背中とお腹の間のやや背中より、左右に1つずつ、半分肋骨に隠れるぐらいの高さにあります。右の腎臓は、肝臓の下にあるために左の腎臓よりは少し低い位置になります。

腎臓は、にぎりこぶしくらいの大きさの臓器ですが、血液から尿をつくるための複雑な構造をもっています。

まず、外側が被膜で覆われ、中に腎皮質、放射状の構造の腎髄質、そして中央部に腎盂《じんう》があります。

そら豆状の腎臓の少し窪んでいる部分を腎門といいます。腎門は、文字通り腎臓の入り口であり、腎動脈や腎静脈、尿管、神経などがあります。

さらに細かくみると、腎皮質には腎小体があり、そこから腎髄質に尿細管が伸びています。腎小体は、毛細血管の塊である糸球体《しきゅうたい》とそれを包むボウマン嚢《のう》からできており、直径0・2㎜ほどの大きさです。

尿細管は、近位尿細管とヘンレループ（ヘンレ係蹄）からなり、5㎝ほどの長さです。

ヘンレループは、ちょうどヘアピンのような形で曲がっており、腎髄質を上下に1往復しています。

腎臓の主な働きは、動脈から運ばれてきた血液をろ過して尿を作ることですが、その中心的な役割を果たしているのが腎小体と尿細管の組み合わせで、ネフロンという機能単位で呼ばれています。ネフロンは腎臓1つにつき約100万、左右で約200万個あります。それぞれのネフロンは合流して集合管になり、腎乳頭の先端までつながっています。

腎臓は、小さくてもとても複雑なつくりをしているのです。特徴的なのは、毛細血管と尿細管という、非常に長い距離の管が、大量にあることです。血液から尿をつくるために、なくてはならない構造です。

◉腎臓は生命維持の大きな役割を担っている

腎臓の主な役割は尿をつくることですが、その過程で4つの重要な働きがあります。

●血液を浄化する

腎臓には、心臓の送り出す血液のおよそ4分の1の量が流れ込んでいます。これは、1分間に約1L、1日で約200Lにもなります。

これほどの大量の血液が腎臓に流れ込む理由は、腎臓が血液を濾すことで尿をつくっていることにあります。

腎臓で1日につくられる尿の量は、約1・5L。尿管から膀胱に入り、いったん溜めら

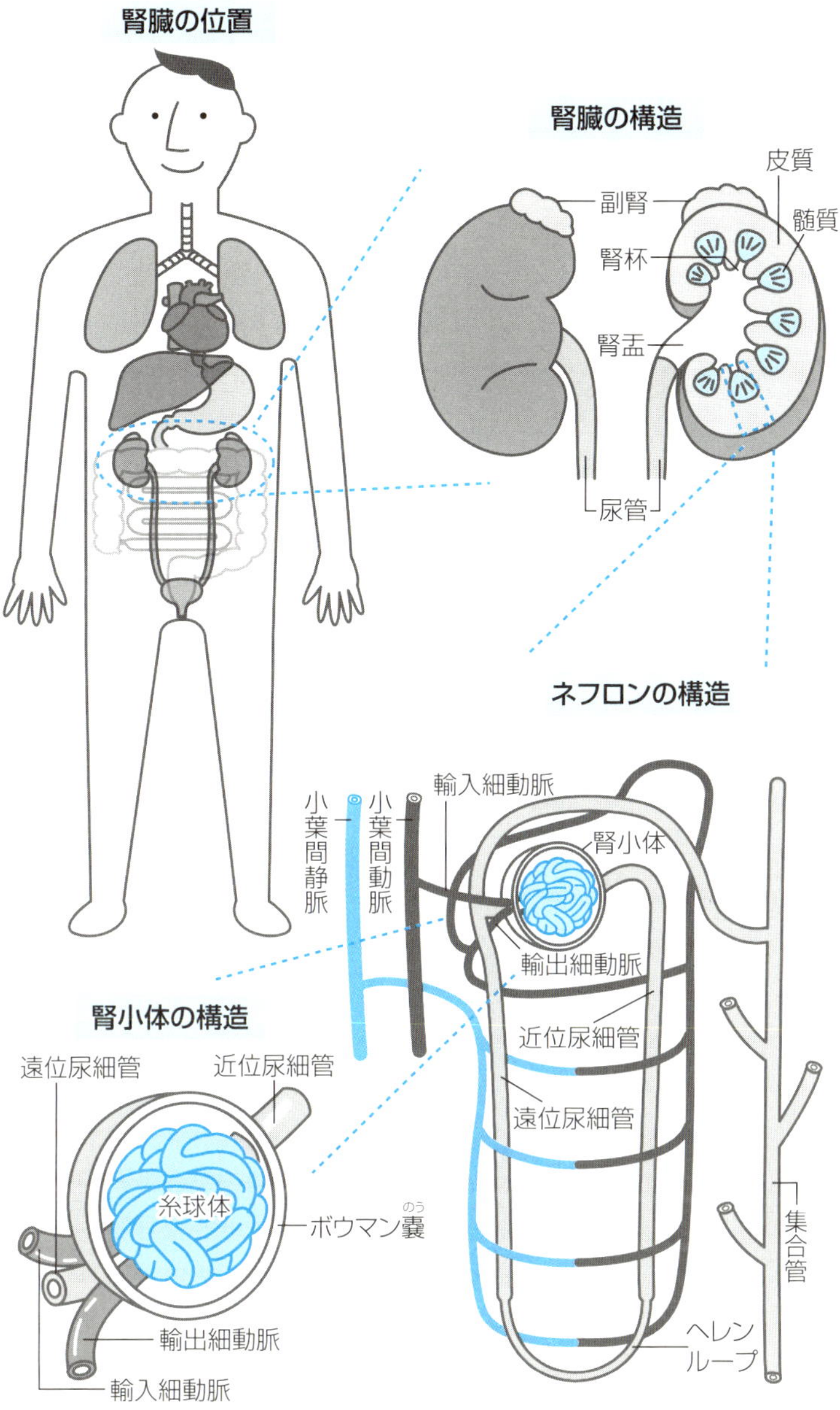
腎臓の位置
腎臓の構造
副腎
皮質
髄質
腎杯
腎盂
尿管
ネフロンの構造
輸入細動脈
小葉間静脈
小葉間動脈
腎小体
輸出細動脈
近位尿細管
遠位尿細管
集合管
ヘレンループ
腎小体の構造
遠位尿細管
近位尿細管
糸球体
ボウマン嚢《のう》
輸出細動脈
輸入細動脈

れた後、排尿されます。

排尿の大きな目的の1つは、体内に溜まった老廃物を排出することです。

私たちの体は、血液によって運ばれる脂肪や糖分を各細胞内で燃焼することで、生命の維持に必要なさまざまな活動のエネルギーを得ています。そして、血液中には代謝により産生された尿素窒素、尿酸、クレアチニン、ナトリウム、カリウム、血清たんぱくなどの老廃物や電解質が残ります。

老廃物が血液中に増えると、その毒性から体にさまざまな障害が起きるため、体外に捨てる必要があります。そこで、腎臓で濾し取り、尿と一緒に排出するのです。

それでは、腎臓で尿がつくられるしくみをみてみましょう。

腎動脈から腎臓に流れ込んだ血液は、糸球体に流れます。糸球体は、毛細血管でできた〝糸玉〟ですが、ここで血液が濾されます。血球やたんぱく質は血中に残し、水分とそのほかの成分を含むろ過液がつくられるのです。このろ過液は尿のもとである「原尿」で、1日に約150Lがつくられます。

ところが原尿には、尿素窒素やクレアチニン、尿酸などの老廃物とともに、糖分やナトリウム、アミノ酸などの体にとって有益なものもまだたくさん含まれています。また、約150Lもの水分を排泄するわけにもいきません。そこで、糸球体に連なる尿細管で、必要なものは再吸収されて血管に戻り、再び体内で使われます。約150Lの原尿の99％が、再吸収されて、体内で再利用されるしくみなのです。

糸球体から伸びている尿細管は、位置によってそれぞれ吸収するものが異なります。

糸球体でつくられた原尿は、まず一番に近い近位尿細管を流れ、水分の半分が再吸収されます。このとき、原尿に含まれるアミノ酸やブドウ糖などの栄養分のほとんどが回収されます。その後、原尿はヘンレループで水分が再吸収され、最後に集合管につながる遠位尿細管で必要量の塩分を体内に再吸収します。

つまり、糸球体で老廃物を捨てるために原尿をつくり、尿細管で原尿から必要なものをすべて再吸収して、残った老廃物を含む水分が尿として排泄されます。

ネフロンは、血液を浄化し、かつ体に必要なものは残すことができる精緻なしくみをもったろ過装置なのです。

糸球体が何らかの原因で傷つけられると、ろ過のしくみがうまく働かず、たんぱく質や赤血球が尿の中に出てしまいます。これが、たんぱく尿や血尿です。また、尿素窒素やクレアチニンなどの老廃物も濾しとることができなくなり、血中の濃度が増してしまいます。

●体内の水分量や電解質の調整

尿をつくるなかで、ろ過と再吸収が行われますが、この過程のもう1つの役割は、体内の水分量や電解質を調整することです。

私たちの体内は、ナトリウムやカルシウムなどの電解質の濃度や酸度（pH《ペーハー》）などが、ほぼ一定に保たれています。これは、生命が誕生した頃の海水の成分に近いものと考えられています。体液が一定に保たれることで、細胞をはじめ酵素やホルモンなど、さまざまなしくみが適切に働くことができるのです。

しかし、生活のなかで、食事や飲み物から摂取する塩分や水分の量は、決して一定ではありません。外食などで味付けの濃い食事を摂る日もあれば、水分を多めに摂る日もあるでしょう。暑さや運動により、汗などで塩分や水分が失われることもあります。

ナトリウムやカルシウム、カリウム、マグネシウム、リン、クロール（塩素）などの電解質は、筋肉の収縮や弛緩《しかん》、血圧の調整など、体内のさまざまな機能と関わりが深く、バランスを保つことが重要です。腎臓で行われるろ過と再吸収の働きのなかで、これらの電解質の調整も行われています。

また、血液の酸度を調整する役割も果たしています。糖分の代謝にともなって、体内では大量の酸（水素イオン）がつくられます。すると、本来弱アルカリ性である血液が酸性に傾いてしまいます。これは、アルカリ性の重炭酸イオンと結びつくことで中和されます。また、腎臓が酸を排出したり、酸を中和したのちいったん原尿に排出された重炭酸イオンを尿細管で再吸収して、体内の酸度のバランスを保ちます。

腎臓の働きが悪くなると、酸の排出がうまくできなくなり、血液が酸性に傾いて、免疫力が落ちるなど、悪影響が出てしまいます。

また、重炭酸イオンによる酸の中和と、腎臓での再吸収による補充のシステムが適切に働かなくなることもあります。重炭酸イオン

有効成分の再吸収と老廃物の排泄のしくみ

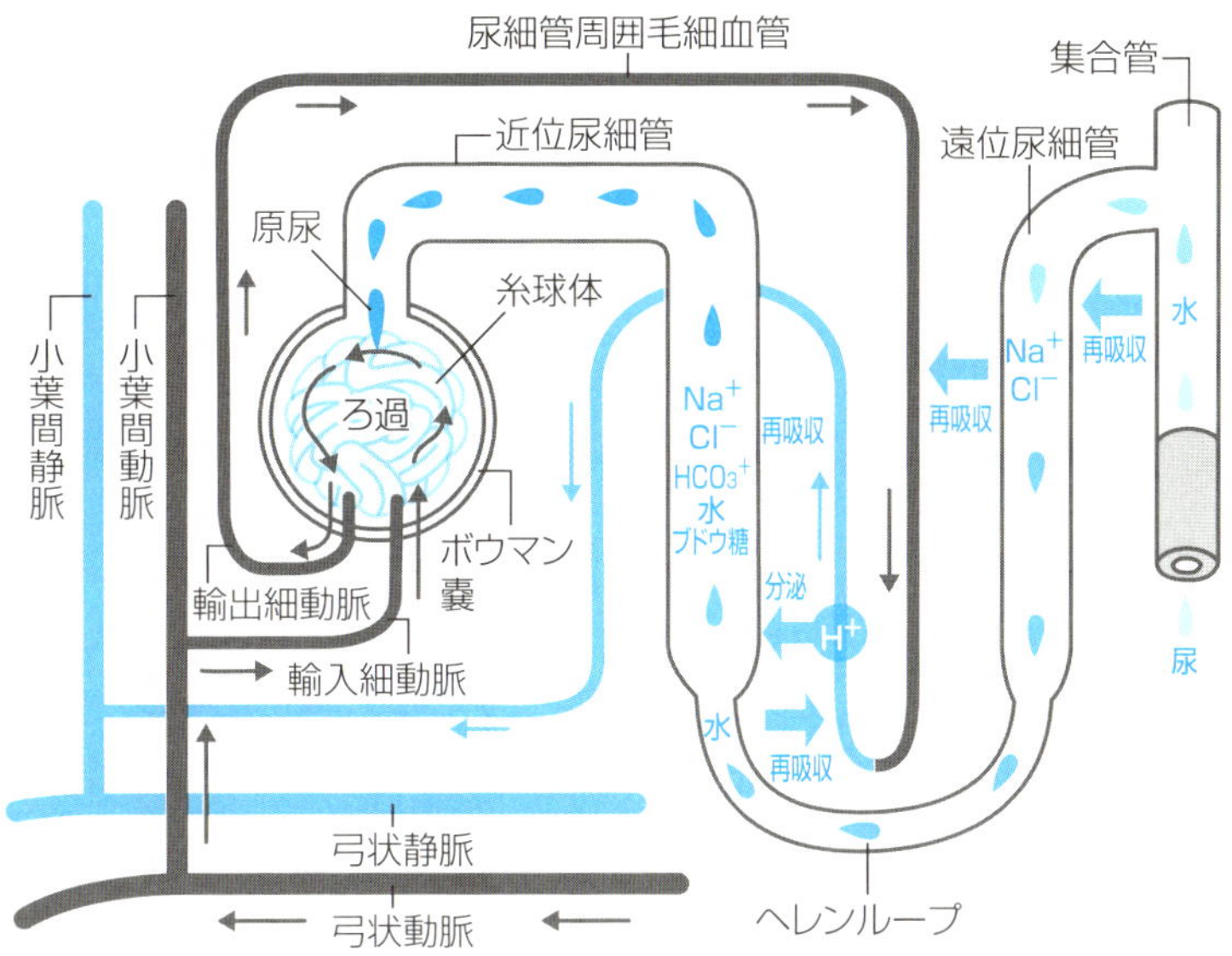

が多くなりすぎ、血液がアルカリ性に傾いた「代謝性アルカローシス」の状態になります。ひどいときには、けいれん・吐き気・しびれなどを引き起こします。

●ホルモン分泌の調節とビタミンDの活性

腎臓は、「エリスロポエチン」「レニン」「プロスタグランジン」などのホルモンを分泌しています。

エリスロポエチンは、骨髄で赤血球をつくり出す働きを促進します。腎臓に何らかの問題が生じてエリスロポエチンの分泌が減ると、赤血球の産生も減ってしまい、貧血を起こします。これを腎性貧血といいます。

赤血球は、血液に乗って酸素を運ぶ重要な役割を担っている成分です。人体では、約25兆個もの赤血球が働いているとされています。

しかし、赤血球の平均寿命は120日。毎日0・8%の赤血球が壊されています。そこで、骨髄では常に新しい赤血球がつくられ、不足することがないよう保たれているのです。エリスロポエチンは、それをコントロールする非常に重要なホルモンなのです。

レニンとプロスタグランジンは、血圧の調整にかかわっています。

レニンは酵素の一種ですが、アンジオテンシンという血圧を上げるホルモンを産生させる働きがあります。プロスタグランジンは、血圧を下げるホルモンです。

そのほか、腎臓はインスリンなどの不要になったホルモンを破壊します。インスリンは膵臓で分泌され、ブドウ糖の代謝に使われるホルモンですが、必要ない分は、腎臓で始末されているのです。このため、腎臓が悪くなると、体内のインスリンを適度に保つことができなくなることもあります。

もうひとつ大切なのが、ビタミンDを活性化させることです。ビタミンDはカルシウムの吸収やカルシウムの骨への沈着を助けています。皮膚が日光を浴びることでつくられていますが、それだけでは十分ではなく、食品から摂っています。しかし、体内で働くためには、肝臓と腎臓で活性化ビタミンDに変換される必要があるのです。

腎臓が悪くなると、活性型ビタミンDへ変

えられなくなるため、カルシウムの骨への沈着などがスムーズに行われなくなり、骨がもろくなってしまうこともあります。

●血圧の調整

血液などの体液の濃度を一定に保つことで、腎臓はもう1つ大切な役割を果たしています。それは、血圧の調整です。

濃い味付けの食事ばかりしていると、塩分の摂りすぎから、高血圧を招いてしまいます。

腎臓では、余分な水分や塩分を排出することで、血液の水分量を一定に保ち、血圧を調整しているのです。

また、腎臓でレニンが作られ、血圧を上げる働きがあることを紹介しました。レニンは、アンジオテンシンをつくり出させることで、血圧を上げています。この一連のしくみを「レニン・アンジオテンシン系」といいます。

実は、レニン・アンジオテンシン系には、腎臓の糸球体でろ過がスムーズに行われるよう、糸球体の毛細血管の中の圧力を調整する役割があるのです。

しかし、腎臓が悪くなると、これらの働きがスムーズにいかなくなり血圧が上がります。

さらに、塩分や水分の排出も適切に行えなくなるため、いっそう血圧が上がってしまいます。

このように、腎臓は私たちの体を正常な状態にして、生命を維持するために大きな役割を担っているのです。

腎臓病をめぐる重症化予防のための最新知識

◉腎臓病には2つのタイプがある

腎臓病には多くの種類がありますが、その原因によって大きく2つのタイプに分けられます。

腎臓そのものに何らかの問題があって起きる原発性（一次性）のものと、腎臓以外が原因となって腎障害が引き起こされる続発性（二次性）のものです。

原発性の腎臓病は、原因がわからないまま腎臓の機能が低下してしまうものです。

一年以上にわたって腎臓に慢性化した炎症がみられる「慢性腎炎症候群」、糸球体が障害され尿たんぱくが異常に増える「ネフローゼ症候群」、かぜなどの感染症から腎臓の糸球体や間質などに炎症が起きる「急性腎炎症候群」などがあります。また、免疫グロブリンＩｇＡが糸球体の中に沈着して糸球体のろ過機能が衰える「ＩｇＡ腎症」もあります。血尿やたんぱく尿があらわれ、やがて腎不全に陥る病気です。

続発性の腎臓病は、腎臓以外の病気が原因で腎臓の機能も阻害されてしまうものですが、もっとも多いのは糖尿病が原因の「糖尿病性腎症」です。糖尿病が長く続くことで、糸球体の血管が傷つけられ、ろ過機能が低下してしまうものです。

全身性エリテマトーデス（ＳＬＥ）から引き起こされる腎障害が、「ループス腎炎」です。たんぱく尿、血尿、むくみ、高血圧といった腎炎症状があらわれます。

「腎硬化症」は、高血圧が続くことで腎臓が障害を受けて起きる病気です。高血圧では、血管に常に負担がかかるため、血管の内腔が厚みを増して血流が悪くなるのですが、これが腎臓内でも起き、糸球体が硬化して、ろ過機能が低下してしまうのです。

さまざまな原因から、腎臓がほとんど機能できない状態の「腎不全」が引き起こされることもあります。これには急速に腎機能が低下する「急性腎障害」と、長い年月をかけて腎機能が衰えていく「慢性腎臓病」があります。

急性腎障害は、数時間から1週間と短期間に急激な変化が生じるのが特徴です。原因となるのは、心不全や脱水症状、熱中症、尿路結石などによる尿路の閉塞、かぜなどの感染症や薬物アレルギー、ショックなどがあります。腎臓病のなかでも死亡率が高いものです。

慢性腎臓病は、前述したように、近年世界的に患者数が増えており、日本でも問題となっている病気です。

腎臓は複雑な構造をもっており、肝臓などと違って再生能力の低い臓器です。そのため、一度腎臓の状態が損なわれると、元に戻らないことが多いのです。特に慢性の腎臓病では、ゆっくり腎臓が傷つけられていくのですが、回復が望めないものがほとんどです。

症状がわかりづらいために、気づかぬうちに進行して、深刻な状態になってしまう人も少なくありません。

慢性腎臓病は、適切な治療と生活習慣の改善により進行を抑えることができるので、早期発見がポイントとなります。

●腎臓病の発症には生活習慣が深くかかわっている

腎臓は、生命維持に欠かせない重要な臓器です。毎日静かに働き続け、私たちの活動を支えてくれています。

ところが、どんなに腎臓を働かせていても、私たちが腎臓に疲労感や痛みなどを自覚することはありません。このため、日々の生活のなかで、知らず知らずのうちに腎臓に負担を掛け続けてしまうことが多いのです。

腎臓病の発症に関わる生活習慣には、次のようなものがあります。

●塩分の過剰摂取

腎臓の大切な働きの1つが、体内の電解質の調整です。

食べ物から摂取した塩分は、ナトリウムとなって血液中に含まれ、体中の骨や細胞に運ばれます。

塩分を摂りすぎていると、血液中のナトリウム濃度が高くなります。すると体内にある塩分量と水分量を一定に保とうとして、腎臓はふだんより多く稼働することになります。

さらに自律神経も独自に働き出し、ナトリウムの濃度を下げるために血液を多めに腎臓へ流し、血液のろ過を進めさせようとします。

腎臓病の患者さんやその予備軍の人には、濃い味付けを好む人が多いのですが、日常的に濃い味のものを食べていると、塩分の摂取過多が続いてしまいます。腎臓に常に負担がかる状態になり、働き続けた糸球体などの腎臓組織が傷つき、腎機能の低下につながります。

●過度の飲酒

「酒は百薬の長」という言葉がありますが、それは適度な飲酒のときに限ります。過度な飲酒は、健康を損なう原因となります。それは、腎臓に対しても変わりません。

アルコールを摂取すると、体内で分解されるときに尿酸を発生します。血液中の尿酸値が高くなれば、これを排出しようと腎臓が働きます。

酒というと肝臓への負担がよく知られていますが、腎臓にとっても負担です。

過度の飲酒は腎臓病を招く要因であり、とくに長年の習慣になっている人は、注意が必要です。

厚生労働省が推進する国民健康づくり運動「健康日本21」では、１日平均純アルコールにして約20g程度が目安としています（女性は男性よりも少ない量が適当）。

これは、ビールなら５００ml（中瓶１本程度）、日本酒で１８０ml（１合）、ワインで１８０ml（グラス２杯程度）です。

また、飲酒のときのつまみにも問題があります。つまみは味付けが濃いものが多く、塩分摂取が多くなりがちです。また、お酒の席では長い時間かけて食べることも多く、食べ過ぎから肥満にもつながります。

後で詳しく説明しますが、肥満は腎臓への負担を大きくし、腎臓病へつながるリスクとなります。

●喫煙

喫煙が健康にさまざまな悪影響をもたらすものであることはよく知られていますが、腎臓にもよくありません。

タバコを吸うと、ニコチンをはじめとした約4000種類もの化学物質を体内に取り入れることになります。このなかには、約60種類もの発がん物質が含まれています。

体内に吸収された化学物質は、尿などにより排泄されるのですが、そのとき腎臓に負担がかかります。

また、喫煙するとニコチンの作用により血管が収縮し、血圧が上昇します。腎臓は血圧の調整の役割も果たしているため、これを下げようと働きます。

ところが血管が収縮していることで、腎臓の働きは低下しているため、より負担となってしまうのです。

さらに、すでに腎臓病の人や高血圧、高血糖の人では、喫煙により病気の進行が促進することもわかっています。

●鎮痛薬などの常用

体の不調を治してくれるとプラスのイメージの強い薬ですが、使用することでのマイナス面もあります。

服用して体内に入った鎮痛薬は、肝臓で代謝されたのち尿により排泄されます。つまり、腎臓に負担がかかるのです。これは、ほかの薬でも同様です。

また、鎮痛薬は種類によっては、血液を腎臓に送り込む作用のあるプロスタグランジンを抑える成分を含んでいたり、血管を収縮させる作用のあるものがあります。これらを常用していると、腎臓への負担が常に高くなってしまい、腎臓を損なう原因になりかねないのです。鎮痛薬に限らず、市販薬であっても薬は副作用を伴うものです。安易に常用するのは避け、必要なときのみ十分な飲水とともに使うようにしましょう。

メタボリックシンドロームと生活習慣は深くかかわっている

腎臓病のリスクとなるさまざまな生活習慣を紹介してきましたが、もうひとつ腎臓病の発症に大きな影響を与えるものがあります。

メタボリックシンドロームです。

最近では、「メタボ」という言葉が、医療現場だけでなく、日常会話などさまざまなシーンで使われるようになりました。ただ、「メタボ」を単に肥満という言葉の言い換えとして使っているケースも多いようです。

そもそもメタボリックシンドロームとは、何なのでしょうか。

メタボリックシンドロームとは、内臓の周囲に脂肪がついた内臓脂肪型肥満の人が、高血糖・高血圧・脂質異常のうち2つ以上を併せもった場合の病態です。

日本では、おへその高さのウエスト周囲径が、男性で85cm、女性で90cmを超えた状態を内臓脂肪型肥満としています。お腹周りにポッコリと脂肪のついた、いわゆる「りんご型肥満」の状態です。

メタボリックシンドロームの主な原因となっているのは、運動不足や高カロリーの食事、さらに睡眠や休息時間の不足などの悪しき生活習慣によるものと考えられています。

欧米型の食生活、交通機関の発達などを背景に、日本人のメタボリックシンドロームは増えています。40歳以上の日本人男性の4人に1人がメタボリックシンドロームであるとの報告もあるほどです。

メタボリックシンドロームの診断基準

内臓脂肪（腹腔内脂肪）の蓄積	
ウエスト周囲径	男性　85cm以上
	女性　90cm以上
（内臓脂肪面積　男女とも100cm³以上に相当）	
上記に加え以下のうち２項目以上	
高トリグリセライド（中性脂肪）血症 かつ／または 低 HDL コレステロール血症	150mg/dl 以上 40mg/dl 未満
収縮期血圧（最高血圧） かつ／または 拡張期血圧（最低血圧）	130mmHg 以上 85mmHg 以上
空腹時血糖	110mg/dl 以上

日本内科学会 会報2005；94：794－809. より引用、改変

メタボリックシンドロームになると、高血糖・高血圧・脂質異常の個々の数値がそれほど高くなくても、複数の因子が重なることによって、糖尿病や心筋梗塞、脳卒中などの発

症リスクが高まるのです。

そして、これらの因子が多い状態は、腎臓の働きを悪くしてしまうのです。

●内臓脂肪型肥満と腎臓

メタボリックシンドロームのベースである内臓脂肪型肥満になると、インスリンの働きを低下させる物質が分泌されます。また、腎機能が低下して、たんぱく尿の一種であるアルブミン尿が出やすくなります。

ちなみにアルブミン尿は、糖尿病性腎症の指標でもあります。

●高血糖と腎臓

高血糖は、血液中にブドウ糖が過剰になっている状態です。多すぎるブドウ糖は全身の血管を傷つけてしまうのですが、糸球体をはじめとする腎臓内の膨大な毛細血管も例外ではありません。

毛細血管がもろくなった糸球体では、血液をろ過する能力が低下してしまいます。適切に尿がつくられないと、体内に老廃物や余分な水分、電解質などが溜まり、さらに腎臓への負担となってしまいます。

高血糖は、腎臓病へとつながるのです。しかも、糖尿病と腎臓病を併発した場合、腎臓病の進行が速く、透析治療の必要な腎不全になる割合も高くなっています。

●高血圧と腎臓

高血圧でも、腎臓への負担が問題を引き起こします。

高血圧は、文字どおり血圧が高い状態なので、血管に常に高い力が加わっています。これが、糸球体をはじめとする毛細血管への負担となり、機能を低下させる原因となるのです。

また、腎臓には血圧を調整する役割があります。そのため、高血圧の状態が続く限り腎臓は血圧の上昇を抑えようとして働き続けることになり、腎臓の負担が増えて機能の低下につながります。

しかも、腎臓の機能が低下して働きが悪くなると、高血圧になりやすくなり、さらに腎臓に負担がかかるという、悪いスパイラルにも陥りやすいのです。

●脂質異常と腎臓

脂質異常とは、ＬＤＬコレステロール値や中性脂肪の値が必要以上に高く、ＨＤＬコレステロール値が低い状態をいいます。ＬＤＬいわゆる悪玉コレステロールが高く、ＨＤＬいわゆる善玉コレステロールが低い状態です。

ただ、悪玉といっても、体にとって必要なものに変わりはなく、必要以上にあることが問題なのです。また中性脂肪が高すぎることも問題となります。

脂質異常を放置しておくと、動脈硬化が進行して、やがて脳卒中や心筋梗塞につながる怖い状態です。

動脈硬化が進むことで腎臓への負担も増し、やはり悪影響となります。

このように、メタボリックシンドロームと

腎臓病は、密接な関係があるのです。

特に、内臓脂肪は腎臓への影響が大きく、近年の研究ではメタボリックシンドロームと診断されるまでいかなくても、内臓脂肪がついているだけで、腎臓への悪影響が認められることがわかってきました。

腎臓病を引き起こさない、悪化させないためにも、メタボリックシンドロームを予防、あるいは改善する生活習慣を身につけることが大切です。

悪しき生活習慣が重大な病気を招く

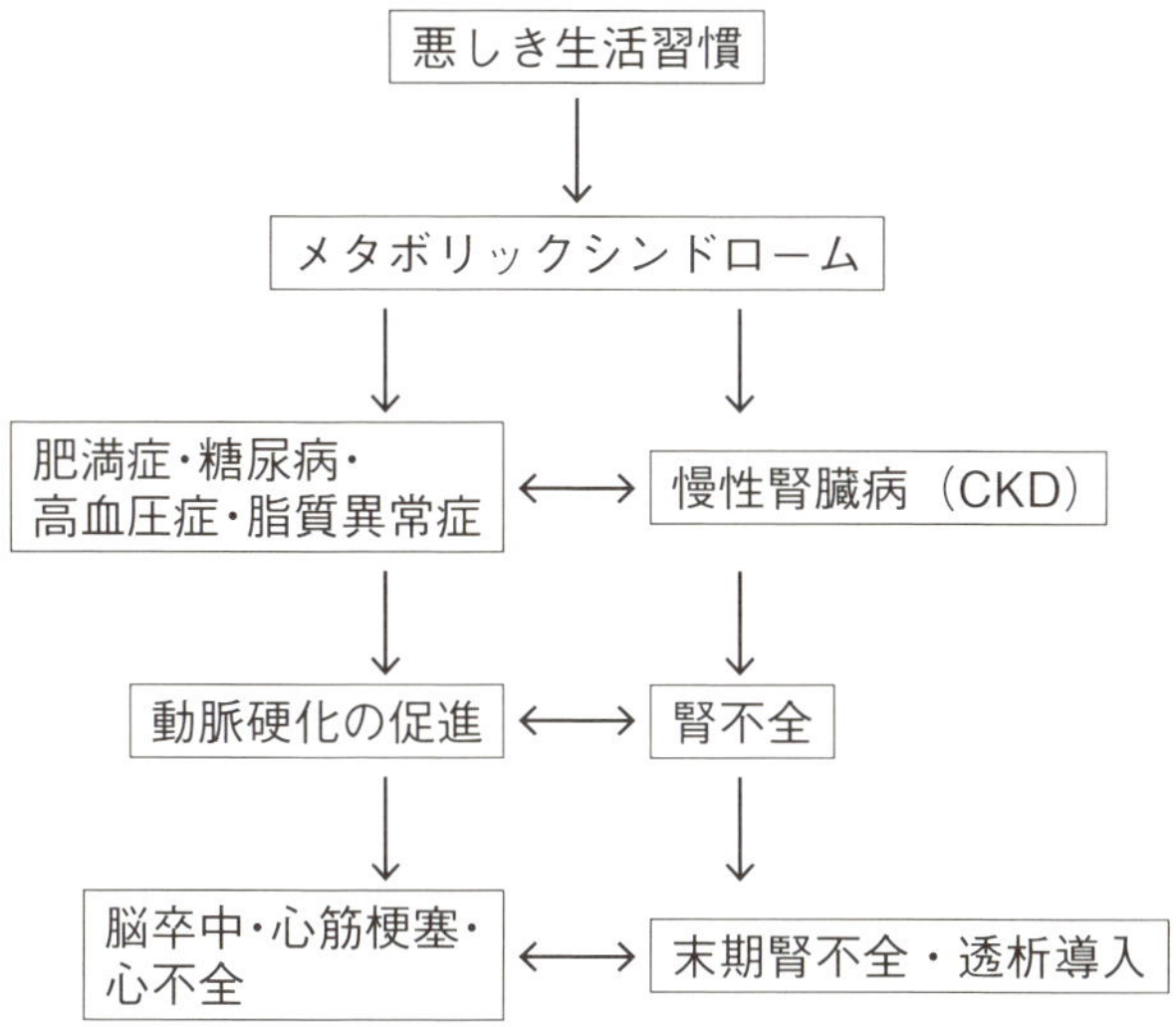

◉生活習慣病のチェックで危険回避を！

メタボリックシンドロームを改善するのは、どうしたらよいのでしょうか。

メタボリックシンドロームでは、内臓脂肪型肥満をはじめ、高血糖や高血圧、脂質異常が問題になっていますが、一つひとつは、いわゆる生活習慣病として馴染み深い病気です。

メタボリックシンドロームを改善するには、原因となる悪しき生活習慣を改めて行けばよいのです。

とくに、メタボリックシンドロームのベースである内臓脂肪型肥満は、長年の生活習慣の結果であることが多く、努力で改善が望めるものです。

まずは、生活習慣病のチェックを行って、自分がどの病気のリスクが高いのか確認しましょう。

●高血圧の診断基準

日本では、約4300万人の高血圧患者がいると推計されており、多くの人が高血圧の予備軍であると考えられます。

日本高血圧学会による「高血圧治療ガイドライン2014」では、正常血圧を収縮期血圧で120〜129mmHg、かつ／または拡張期血圧が80〜84mmHgとしています。

収縮期血圧が130〜139mmHg、かつ／または拡張期血圧が85〜89mmHgで、正常高値血圧、つまり通常より高めとなります。ここに当てはまる人は、高血圧の予備軍と言えるので、注意した方がよいでしょう。

また、近年は病院など医療機関の検査での値だけでなく、家庭などで測定する「家庭血圧」の値が重要視されています。

これは、病院では緊張して値が高めに出る「白衣高血圧」や、病院では正常値でも家庭で測ると高血圧の値になる「仮面高血圧」、夜間や早朝のみ高血圧になる「夜間高血圧」「早朝高血圧」などがあるため、日常のなかでの血圧を重視するようになったからです。

家庭に血圧計があれば、左の家庭血圧の基準を参考に確認してみましょう。

成人における血圧値の分類（mmHg）

分類		収縮期血圧		拡張期血圧
血圧正常域	至適血圧	＜120	かつ	＜80
	正常血圧	120－129	かつ／または	80－84
	正常高値血圧	130－139	かつ／または	85－89
高血圧	Ⅰ度高血圧	140－159	かつ／または	90－99
	Ⅱ度高血圧	160－179	かつ／または	100－109
	Ⅲ度高血圧	180以上	かつ／または	110以上
	（孤立性）収縮期高血圧	140以上	かつ	90未満

＊「日本高血圧治療ガイドライン作成委員会編：高血圧治療ガイドライン2014」（ライフサイエンス出版）より

異なる測定法における高血圧基準（mmHg）

	収縮期血圧		拡張期血圧
診察室血圧	≧140以上	かつ／または	90以上
家庭血圧	≧135以上	かつ／または	85以上
自由行動下血圧			
24時間	130以上	かつ／または	80以上
昼間	135以上	かつ／または	85以上
夜間	120以上	かつ／または	70以上

＊「日本高血圧治療ガイドライン作成委員会編：高血圧治療ガイドライン2014」（ライフサイエンス出版）より

●糖尿病の診断基準

日本の糖尿病患者は約１０００万人、糖尿病予備群と合わせると約２０００万人が、糖尿病の危険にさらされているとされています。

糖尿病の診断は、血液検査により行われます。日本糖尿病学会の「糖尿病診断基準」では、使われるのは4つの項目で、「糖尿病型」「正常型」いずれにも属さない「境界型」の3つの判定があります。

「空腹時血糖値」は、8時間以上絶食したあとの血液中のブドウ糖の量を調べるものです。126㎎／dl以上で糖尿病型です。

「随時血糖値」は、食事の時間と関係なく採血したときの血糖値です。200㎎／dl以上で、糖尿病型になります。

「75g経口ブドウ糖負荷試験（75gOGTT）」は、75gのブドウ糖水などを飲み、その2時間後に採血したときの血糖値です。75gOGTTで2時間値200㎎／dl以上ある場合を糖尿病型としています。

「ヘモグロビンA1c（HbA1c）」は、赤血球中のヘモグロビンのうち糖と結合しているものの割合を示す値です。HbA1C（NSGP値）が6・3％以上で糖尿病型とされます。

ヘモグロビンは、一度糖と結びつくと、約90日結合したままになります。そのため、ヘモグロビンA1cの値から、過去1～2ヵ月間の血糖の状態を知ることができるのです。

検査した時点の状態を示す血糖値と合わせてみることで、より自分の状態を知ることが

空腹時血糖値および75g 経口糖負荷試験（OGTT）2時間値の判定基準（静脈血漿値、mg/dL）

	正常域	糖尿病域
空腹時値	110未満	126以上
75g OGTT 2時間値	140未満	200以上
75g OGTT の判定	両者をみたすものを正常型とする	いずれかをみたすものを糖尿病型とする
	正常型にも糖尿病型にも属さないものを境界型とする	

※：随時血糖値200mg/dl 以上および HbA1c（NGSP 値）6.5％以上の場合も糖尿病型とみなす。

正常型であっても、1時間値が180mg/dL 以上の場合には、180mg/dL 未満のものに比べ糖尿病に悪化するリスクが高いので、境界型に準じた取り扱い（経過観察など）が必要である。また、空腹時血糖値100～109mg/dL

＊清野裕、南條輝志男、田嶼尚子ほか：糖尿病の分類と診断基準に関する委員会報告（国際基準化対応版）。糖尿病55：485-504、2012より一部改変

でき、血糖コントロールに役立ちます。

病院での診断では、１度目の検査で糖尿病型とされた場合、別の日にもう一度検査を行い、再度糖尿病型であった場合に、糖尿病の診断が下されます。

●脂質異常症の診断基準

脂質異常症は、かつては高脂血症といわれていたものです。血液中に含まれるコレステロールや中性脂肪（トリグリセライド）などの脂質が、必要以上に多い状態のことをいいます。

日本動脈硬化学会による「動脈硬化性疾患予防ガイドライン２０１７年版」では、空腹時の検査で、次の３つの値を使います。

「ＬＤＬコレステロール」が１４０㎎／dl以上。いわゆる悪玉コレステロールの値です。

「ＨＤＬコレステロール」が、40㎎／dl未満。いわゆる善玉コレステロールです。

「中性脂肪（トリグリセライド）」が１５０㎎／dl以上。

●高尿酸血症の診断基準

高尿酸血症とは、血液中の尿酸の濃度が高くなりすぎている状態です。

日本痛風・核酸代謝学会による「高尿酸血症・痛風の治療ガイドライン」では、性別、年齢を問わず血清尿酸値が７・０㎎／dlを超えると、高尿酸血症としています。

食生活の欧米化に伴って、日本人の血清尿酸値は高くなる傾向にあります。

血清尿酸値が高い状態は、尿酸が結晶化す

ることで痛みを起こす痛風だけでなく、腎臓で尿酸が結晶化して腎臓を傷つける、腎障害（痛風腎）の恐れもあります。

また、メタボリックシンドロームになる可能性が高くなります。

脂質異常症の診断基準

LDLコレステロール（LDL-C）	140mg/dL以上	高LDLコレステロール血症
	120～139mg/dL	境界域高LDLコレステロール血症
HDLコレステロール（HDL-C）	40mg/dL未満	低HDLコレステロール血症
トリグリセライド（中性脂肪）（TG）	150mg/dL以上	高トリグリセライド血症

＊日本動脈硬化学会（編）：動脈硬化性疾患予防ガイドライン2017年版．日本動脈硬化学会

◉生活習慣病を予防する生活習慣

生活習慣病の予防と改善は、現代の日本人の大きな課題となっています。

腎臓病に関わらず、私たちの健康を守るために、予防していくことが必要です。

効果的な予防のポイントをご紹介しましょう。

●栄養バランスの取れた食事

健康の基本となるのは、栄養バランスの取れた食事です。

簡単なのは、食事で「一汁三菜」を意識すること。主食、主菜に副菜を1～2品ずつにすると、栄養バランスが取りやすくなります。

主食は、エネルギー源となるごはんなどです。主菜は、たんぱく質やエネルギー源の脂質を摂れるメインのおかずです。２品目のおかずの副菜は、サラダや野菜の小鉢などを。汁物と合わせて、ビタミンやミネラル、食物繊維が摂れます。

メニューによっては、汁物の代わりに野菜ジュースや牛乳、果物でもよいでしょう。

もうひとつ、気をつけたいのは食べ過ぎです。いくらバランスのよい食事でも、食べ過ぎてしまっては、カロリー過多となってしまいます。腹八分目を心がけましょう。

●アルコールは、ほどほどに

前述したように、過度の飲酒は腎臓によくないだけでなく、生活習慣病も促進してしまいます。飲酒するときは、１日に純アルコールで１日20ｇまでとしましょう。

また、晩酌の習慣がある人は、週に２日は休肝日を設けましょう。

●適度な運動を心がける

メタボリックシンドロームのベースとなる内臓脂肪型肥満を解消するためにも、体を動かして消費カロリーを増やすことは有効です。

まずは日常生活のなかで、積極的に動き、活動量を増やしていきましょう。

「駅やビルでエスカレーターやエレベーターを使わずに階段で上る」「ちょっとした移動なら自動車に乗らないで歩く」「地下鉄やバスを１駅手前で降りて歩く」などは、手間もかからず、思い立ったらすぐに実行できます。

適度な運動を定期的に行えば、さらに効果が高くなります。

生活習慣病の予防によいのは、ウォーキングなどの有酸素運動です。持続することが大切なので、自分が楽しみながら続けられる運動を探しましょう。

また、筋肉トレーニングも有効です。筋肉がつくことで基礎代謝が上がり、消費カロリーを増やすことができます。

●タバコは厳禁

生活習慣病にも腎臓にも、悪影響を与えるのが、喫煙習慣です。

日本の喫煙率は、男性32・2％、女性8・2％。日本医師会では喫煙習慣があると、男性は8年、女性は10年、寿命が短くなると提唱しています。

タバコは、すぐに止めましょう。

●休養をしっかりとる

生活習慣病の予防のために、大切なのは休養をしっかりとることです。

現代社会では、仕事や家事、趣味などで睡眠時間を削りがちです。

しかし、睡眠不足は、疲労感が解消されないだけではありません。インスリンの働きを悪くして糖尿病につながったり、交感神経を過剰に優位にして高血圧を招きます。ストレスに弱くなったり、食欲過多となることもあります。

睡眠を軽視することなく、健康のためのメンテナンス時間だと思って、しっかり休みましょう。

◉腎臓病の重症化を防ぐには早期発見が第一

生活習慣病や他の病気を起こさないためにも、腎臓の健康を保つことは大切です。

そして、腎臓を守るためには、腎臓病を早期発見することが重要です。

腎臓は、「沈黙の臓器」と呼ばれるように、病気になってもなかなか自覚症状があらわれません。

しかし、多くの腎臓病では、一度損なわれた腎臓は回復できないのです。

そして、腎臓にひとたび症状があらわれると、他の病気を引き起こし、その病気によりさらに腎臓への負担が増していくという悪いスパイラルに陥りがちです。

そういった状況を防ぐためにも、腎臓のトラブルは、なるべく小さいうちに発見することです。

定期的に検査を受けるようにしましょう。健康診断などはきちんと受け、結果に気になる点があれば、必ず医療機関を受診します。「何ともないから大丈夫」と、放置するのは、厳禁です。

腎臓病の主な種類

腎臓病と称されるものには、さまざまな病気があります。

病名	特徴	原因	CKDに該当
急性糸球体腎炎（急性腎炎）	扁桃や喉の炎症の1～2週間後に血尿やたんぱく尿、尿量現象、むくみなどがあらわれる	上気道が溶血性連鎖球菌などに感染した影響で糸球体に炎症が起きる	×
慢性糸球体腎炎（慢性腎炎）	・たんぱく尿や血尿、高血圧が1年以上の長期にわたって続く。めまい、頭痛、倦怠感などもみられる	明らかになっていないが、免疫異常が関係しているとされる	○
IgA 腎症	・糸球体にIgA 染着し、慢性的な炎症が起こり、血尿やたんぱく尿が出る。慢性腎炎の一つ	糸球体に免疫グロブリンという抗体が沈着して、ろ過機能が低下する	○
ネフローゼ症候群	大量のたんぱく尿とともに、ひどいむくみ、脂質異常症、低たんぱく血症などがあらわれる。腎臓自体に原因のある一次性と、全身疾患が原因になる二次性がある	二次性ネフローゼ症候群の原因として、糖尿病性腎症、膠原病が代表的	○
腎硬化症	腎臓の細かい動脈が硬化して、腎機能が低下する	高血圧。老化で起こることもある	○
糖尿病性腎症	糖尿病により腎臓が障害され、たんぱく尿やアルブミン尿があらわれる	糖尿病による高血糖・高血圧状態から腎臓内の毛細血管が傷つけられる	○
ループス腎炎	関節痛、発熱、皮疹、倦怠感、血尿、たんぱく尿、むくみなどがあらわれる	全身性エリテマトーデス（SLE）によって糸球体に炎症が引き起こされ、腎機能が低下	○
腎アミロイドーシス	むくみやたんぱく尿、低たんぱく血症や血中コレステロールの上昇、進行すると腎不全になる	アミロイドという繊維状のタンパク質が、腎臓の糸球体や血管壁に沈着することで起きる	○
腎盂腎炎	腎臓の腎実質や腎盂、腎杯で炎症が起き、発熱や悪寒、戦慄など起きる	急性のものは大腸菌などで起きる尿路感染症の一部として。慢性は尿路に問題があるか、糖尿病などの基礎疾患で免疫力が低下しているときに起こる	○
多発性腎嚢胞腎	両側の腎臓に嚢胞が無数にできる。血尿や側腹部・背部に痛みが出る	遺伝性疾患	○
腎不全（慢性・急性）	腎臓がほとんど機能できない状態。数時間から1週間と短期間に急激に腎機能が低下する「急性腎不全」と、長い年月をかけて腎機能が衰えていく「慢性腎不全」がある。	急性腎不全は、心不全や脱水症状、熱中症、かぜなどの感染症や薬物アレルギー、ショックなどで起こる。慢性腎不全は、慢性腎臓病が進行したり、急性腎不全から移行する	○
腎結石	腎臓に結石がある間は無症状だが、結石が尿管に落ちると痛みや血尿があらわれる	シュウ酸カルシウムやリン酸カルシウムがかたまって、結石となる	△（引き金になる）
痛風腎	尿酸結晶が腎臓にもできることで、腎機能が低下する。慢性腎不全につながる	痛風の原因である尿酸が腎臓に沈着し、尿細管間質性腎炎を起こす	○
尿細管間質性腎炎（薬剤性）	尿細管や間質で急激な炎症が起き、発熱や湿疹、関節痛、腎臓の腫れ、腰痛などが起こる	ペニシリン系、セファロスポリン系の抗生物質などの薬剤によるアレルギー反応	○
腎臓がん	初期は無症状で。やがて血尿や腹部の腫れ、食欲不振、倦怠感、発熱、息切れが出る	尿細管の細胞あるいは、尿路の細胞ががん化する。やがて全身に転移する	○

第2章

腎臓病の種類と診断・治療

腎臓病には、さまざまな種類があります。治療で大切なのは、原因とステージ（病期）を知ることです。そのための検査と治療について、紹介しましょう。

慢性腎臓病（CKD）とは？

◉腎臓の機能が徐々に低下していく腎臓病の総称

慢性腎臓病（CKD：chronic kidney disease）は、近年日本でも患者数の増加が問題となっている病気です。

実は、慢性腎臓病は2002年に米国で使われはじめた、比較的新しい概念です。

特定の病気を指すのではなく、腎臓の機能が徐々に低下していく、さまざまな腎臓の病気の総称です。

腎臓病には、多くの種類があります。左頁の表は腎臓病の中で、主な疾患別に患者割合の推移を示したものです。

しかし、病名や症状が異なっていても、その影響で腎臓の機能が損なわれるという点では共通しています。

腎臓の機能が衰えると、全身に影響が及び、ほかの病気を招く可能性も高くなります。

そこで、腎臓病を1つ1つの病名にこだわらず、どれだけ腎臓の機能が残っているかという点から捉えたのが〝慢性腎臓病〟です。

日本の慢性腎臓病の患者数は1330万人。成人人口の約13％にもなります。

慢性腎臓病という名前ができたことで、どれほど多くの人々が腎臓の機能を失う危険に

年別透析導入患者の主要原疾患の割合推移

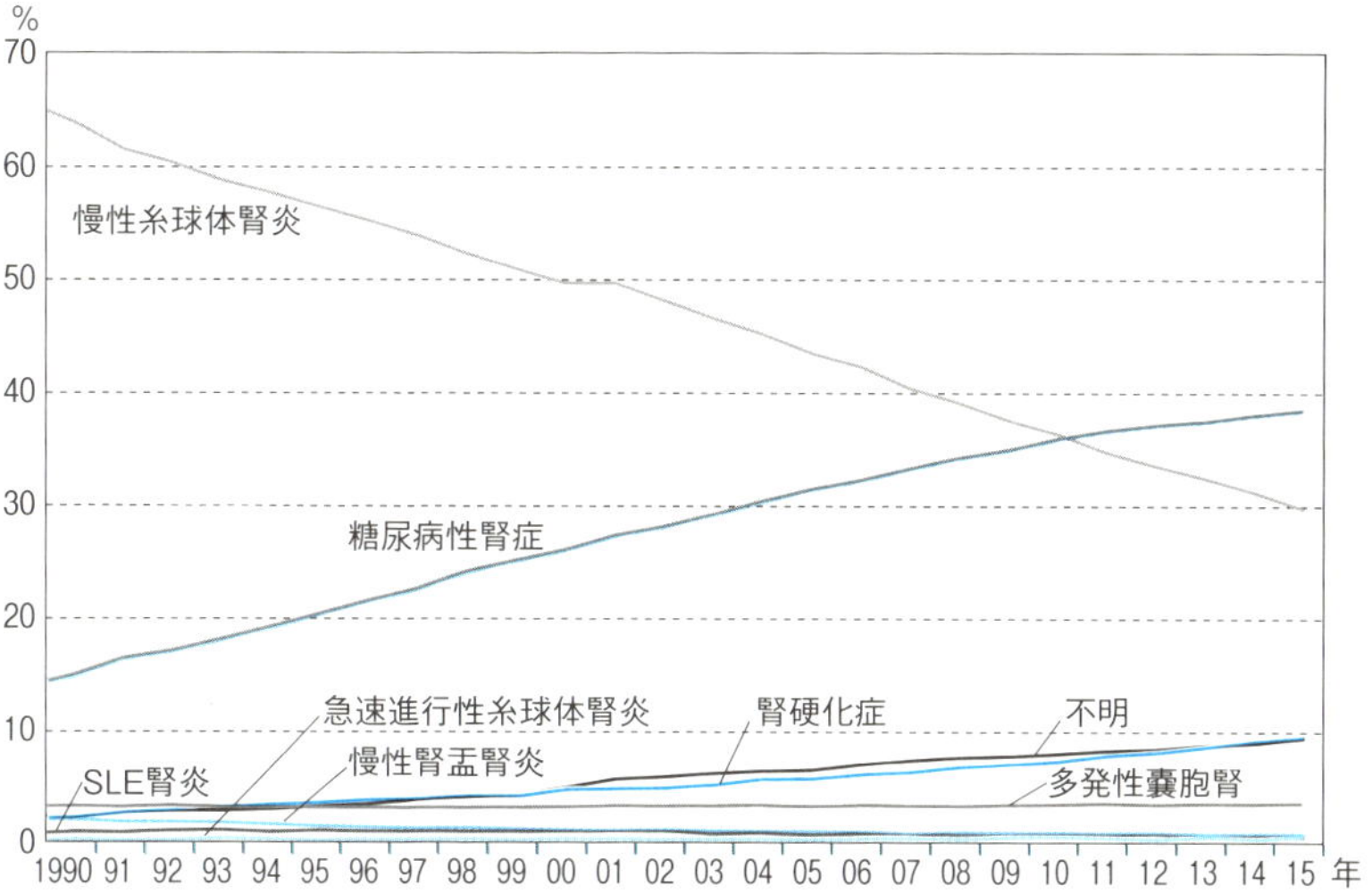

＊「日本腎臓学会編：CKD 診療ガイド2012」（東京医学社）より

日本における CKD 患者数（%）（20 歳以上）

GFR ステージ	GFR (ml/ 分 /1.73㎡)	尿たんぱく －～±	尿たんぱく 1＋以上
G1	≧90	2,803万人	61万人（0.6%）
G2	60～89	6,187万人	171万人（1.7%）
G3a	45～59	886万人（8.6%）	58万人（0.6%）
G3b	30～44	106万人（1.0%）	24万人（0.2%）
G4	15～29	10万人（0.1%）	9万人（0.1%）
G5	＜15	1万人（0.01%）	4万人（0.03%）

▒のところが、CKD に相当する。

＊平成23年度厚生労働省 CKD の早期発見・予防・治療標準化・進展阻止に関する研究班

さらされているのかが明確になりました。

◉慢性腎臓病を放置すると、その行く先は「末期腎不全」

腎不全とは、腎臓の状態が悪くなり、血液のろ過などの機能をほとんど果たせなくなる状態のことです。腎不全には、急性と慢性があります。

急性腎不全（急性腎障害）は、心不全や脱水、熱中症、薬物アレルギー、強いショックなどが原因で、数時間から数週間のうちに、急激に腎臓の機能低下が起こってしまう状態です。腎機能がほとんど失われるケースも多く、血液など体液のバランスを保つことができず、尿毒症の状態になります。高血圧や糖尿病により動脈硬化が進んでいる人が、発症することもあります。命に関わる危険もあるので、急性腎不全の兆候がみられたら、すぐに病院に行く必要があります。

急性腎不全は、補液などの適切な治療や急性腎不全の原因にすみやかに対処することで、腎機能の回復も望めます。必要に応じて、食事療法、薬物療法、血液浄化療法も行います。

慢性腎不全は、慢性糸球体腎炎や糖尿病性腎症、高血圧などのさまざまな原因から腎臓が傷つけられ、腎臓の機能がほとんど働かなくなった状態です。急性腎不全のダメージが腎臓に残り、慢性腎不全となることもあります。糸球体ろ過量ではかる腎機能が通常の3分の1以下になり、慢性腎臓病のステージ（病期）ではG4以降（67頁参照）に当たります。腎臓機能の回復は見込めません。

血液中の老廃物のろ過や電解質の調整、ホルモン分泌などができなくなるので、むくみや息切れなどの症状があらわれます。

腎臓以外でも、さまざまな弊害が出てきます。なかでも怖いのが、動脈硬化を伴った狭心症や心筋梗塞などの虚血性心疾患です。たとえば、透析治療を行っている腎臓病患者さんのうち、約60％の人は心臓の冠動脈に動脈硬化を起こしているとされています。

腎臓の回復が望めない慢性腎不全の治療では、いかに病気を進行させないかが重要です。さらに進行した場合、ほぼ腎臓の機能が働かない末期腎不全になります。

末期腎不全では透析治療や腎移植の必要があります。

腎臓機能の低下により体内の老廃物を排泄できないと、それが血液にあふれ、体内でさまざまな悪さを起こす尿毒症を併発します。

むくみや息切れに加え、食欲低下、吐き気、下痢、皮膚への色素沈着、鼻血、疲労感、記憶力の低下など、全身にさまざまな症状があらわれます。放置していると、不整脈やけいれん、意識障害、昏睡などが起きて、数日で死に至る可能性もある恐ろしい症状です。

腎臓の状態を調べる検査

◉早期発見につながる尿の検査

初期には自覚症状がほとんどないのが腎臓病です。その発見のためには、検査がとても大切になってきます。

尿検査は、負担が軽く早期発見に効果的な検査法で、その検査には、「定性検査」と「定量検査」の主として2つの検査方法があります。

定性検査では、採尿した尿に試験紙を浸して、その色の変化から成分を調べます。試験紙法といい、広く使われる簡易な検査です。

定量検査は、尿に含まれるたんぱく質やクレアチニンなどの濃度を正確に検査します。

採尿方法には、起床後すぐに尿を採取する「随時尿」「早朝尿」やそれ以外のときに採尿する「随時尿」があります。早朝尿は、夜間に尿が濃縮されるため化学成分や固形成分が多く、検査に適しています。

必要に応じて24時間あるいは一定時間「蓄《ちく》尿《にょう》」することもあります。定量検査では、蓄尿を使うことが多いです。

尿検査で調べられるのは、「たんぱく尿」「尿アルブミン」「血尿や尿糖、pH《ペーハー》」「細菌や白血球、腫瘍の有無」などです。主な項目を説明しましょう。

●たんぱく尿

尿の中に、どれだけたんぱくが含まれているかを調べるものです。

試験紙法で、「－（マイナス）」「±（プラスマイナス）」「１＋」「２＋」「３＋」「４＋」で判定されます。１＋以上で、尿異常として、より詳しくたんぱく量を調べます。２＋以上は、腎機能の障害が疑われるので、専門医の受診が勧められます。

また、尿にたんぱくが多いほど、のちに末期腎不全に進む可能性が高くなります。

たんぱくは、健康な人でも１日に40～80㎎程度は尿中に出るものです。しかし、腎臓に問題があると、糸球体で十分にたんぱくを濾し取ることができず、尿に大量に出てしまうのです。

１日の尿量で、たんぱくが１５０㎎以上出ているときをたんぱく尿といいます。

ただ、激しいスポーツの後や発熱、ストレスの影響、起立のあとなど、たんぱく尿になることもあります。生理的たんぱく尿といい、こちらは一時的なものです。

●尿アルブミン

尿の中にアルブミンというたんぱく質が出ているかを調べるものです。初期の糖尿病性腎症を発見するのに役立ちます。

早朝尿や24時間尿、あるいは午前中の随時尿で検査します。

糖尿病が原因で腎臓の機能が障害される糖尿病性腎症は、透析治療が必要になる大きな原因です。しかし、初期にはたんぱくがあまり出ません。そこで、尿にごくわずかに出るアルブミンを測定して、はやい段階で糖尿病性腎症を発見できるようにするものです。

アルブミン尿から発見できる糖尿病性腎症は、第2期の「早期腎症」です。ここで血糖管理や降圧治療などを適切に行えば、糖尿病性腎症が治る可能性もあります。

●血尿・尿糖・pH

血尿からは、その尿の中に、どれだけ赤血球（血液）が出ているかを調べます。

試験紙法で、「－（マイナス）」「±（プラスマイナス）」「1＋」「2＋」「3＋」「4＋」で判定されます。±以上で、異常がある尿潜血の状態とされます。ただ、尿潜血は必ずしも血尿とは限らないので、遠心分離機で尿の固形成分を取り出し、顕微鏡で検査する「尿沈渣《ちんさ》」をみることで、詳しく調べます。

尿を目でみても色の変化は認められないが、顕微鏡で観察したとき、赤血球が5個以上みつけられる場合を「顕微鏡的血尿」といいます。

顕微鏡での赤血球の判定は、400倍の顕微鏡でみられる1視野をもとに「1個未満」「1～4個」「5～9個」「10～19個」「20～29個」「30～49個」「50個以上」と分類分けされます。

赤血球は健康な人でも2～3個はみられるもので、4個以下は正常とします。

尿1000ml中に1ml以上の血液が混じると、肉眼でみても赤色が認められるようになります。「肉眼的血尿」といいます。

尿糖からは、尿中のブドウ糖を調べます。健康な人でも、尿中にブドウ糖は出るものですが、腎臓で回収されるため、尿糖はわずかです。

ところが、糖尿病の人では血液中の糖分が１６０~１８０㎎／dlと高くなり過ぎ、尿に出てしまうのです。

尿のｐＨも調べます。健康な尿は、６・５くらいの弱酸性ですが、食事や病気の影響で変化します。ｐＨ７・１以上はアルカリ尿となり、腎盂腎炎や尿路感染症が疑われます。ｐＨ４・５以上ならば酸性尿で、糖尿病や脱水、痛風などが疑われます。

●細菌・白血球・腫瘍の有無

尿を遠心分離機にかけて、尿の液状成分と固形成分とを分離させます。その固形成分を顕微鏡で観察し、細菌や白血球、腫瘍などの有無を調べます。

膀胱炎や腎盂炎などで尿路感染症になっていることが疑われるときなどに行います。

●塩分の推定摂取量

蓄尿検査により、塩分排泄量から推定塩分摂取量を計算します。計算式は次のとおりです。

推定塩分摂取量（g）＝尿中ナトリウム（U－Na）（mEq／日）÷17（g／mEq）

＊mEq＝電解質の量を表す単位

各検査の基準値（施設間差あり）

		基準値	検査でわかる主な病気
尿検査	尿たんぱく	－	糸球体腎炎、糖尿病腎症
	尿アルブミン	27mg/gCr 未満（随時尿）	糖尿病性腎症
	尿潜血	－	結石、腫瘍、腎炎
	尿沈渣		
	赤血球	1～2個以下／1視野以下	急性糸球体腎炎、腎盂腎炎
	白血球	1～2個以下／1視野以下	腎盂腎炎、膀胱炎
	上皮細胞	1個以下／1視野	慢性糸球体腎炎
	円柱細胞	－	腎炎、膀胱炎、尿道炎
	結晶成分	少量／1視野	腎結石
	尿糖	－	糖尿病性腎炎
	pH	4.6～7.0	急性腎炎、慢性腎炎
	尿中ナトリウム	40mEq/L/d 以下	高血圧、腎硬化症
血液検査	尿素窒素	20mg/dl 以下	腎不全、脱水
	クレアチニン	男性1.1mg/dl 以下 女性0.8mg/dl 以下	腎機能低下
	シスタチン C	男性0.63～0.95mg/dl 女性0.56～0.87mg/dl	腎機能低下
	クレアチニン・クリアランス	100～120ml/分※	腎硬化症、糖尿病性腎症

※年齢によって異なる

◉病気の進行度を確認できる血液検査

血液検査には、血液中の赤血球や白血球、血小板の数やヘマトクリット値、ヘモグロビン量を調べる「血液一般検査」と、血清の成分を調べる「血液生化学検査」があります。

血清は、血液を遠心分離機にかけてできる、上澄みの液体成分です。

腎臓病の場合、血液検査で調べる主な成分には、「尿素窒素」「クレアチニン」「シスタチンＣ」などがあります。

●血中尿素窒素

尿素窒素とは、たんぱく質を消費するときに生じる老廃物です。

たんぱく質を体内でエネルギーとして消費

たんぱく尿が出ている人は自己検尿を

検尿は自分で行うこともできます。これを「自己検尿」といいます。

検査に使う検査テープは、薬局などで購入できます。

健康診断などでたんぱく尿が出ている人は、ぜひ自己検尿を行うようにしましょう。健診は年に1度しかありませんが、自己検尿ならば、定期的に検査できます。

こまめに検尿を行うことで、自分の腎臓がどんな状態か、より正確に把握できますし、腎臓病の治療をスタートさせた人なら、塩分の摂りすぎや食事療法などがうまくいっているかを自分で評価できます。

自己検尿は、自己管理のモチベーションにもつながるものです。

すると、アンモニアが生じます。アンモニアは毒物なので、体内では二酸化炭素と結びついた尿素窒素のかたちで無害化して血液により運ばれ、尿として排出されます。

ところが腎臓に何らかの障害がある場合、尿素窒素がろ過しきれずに血液中に残ってしまうのです。

また、たんぱく質の多い食事をしていると、尿素窒素の濃度が高くなります。

※基準値は20㎎／dl以下

●血清クレアチニン

クレアチニンは、クレアチンというアミノ酸の一種が、筋肉運動のエネルギー源として消費された後に残る老廃物です。

クレアチニンが血液中にどれほど含まれているのかを示す値が、血清クレアチニン（CRE）です。

クレアチニンは、健康な人であれば腎臓でろ過されて、尿中に排泄されるのですが、腎臓のろ過機能が低下すると血液中に残ってしまいます。

クレアチニンの数値をみることで、腎臓、特に糸球体の働き具合を知ることができます。

ただし、血清クレアチニンは糸球体のろ過能力が通常の50％以下という腎不全に近い状態にならないと、数値の変化としてあらわれません（糸球体濾過量を示すGFRが30ml／分以下）。

また、筋肉量が多い人や高たんぱくの食事、運動の後、逆に長い間寝たきりで筋肉の落ちている人などでは、数値に影響があります。

クレアチニンと同じように、腎臓の状態を検査できるのが、血清シスタチンCです。

血清シスタチンCは、たんぱく質の一種です。クレアチニンと同様に、腎臓の糸球体などに障害が起こると、うまくろ過されず、血液中の濃度が上がります。

クレアチニンと違い、食事や運動、筋肉量、年齢などの影響を受けないという特徴があります。

また、血清シスタチンCは、軽度〜中等度の腎機能障害でも値が上がります（GFRが70〜80ml／分以下）。

血清クレアチニンが正常でも、尿検査でたんぱくや血尿があるときは、血清シスタチンCを検査します。

ただし、妊娠中の人やHIV感染者、甲状腺機能障害のある人、一部の薬剤の影響を受けることがあります。
※基準値は、男性１・１mg／dl以下、女性０・８mg／dl以下

●クレアチニン・クリアランス

クリアランスは「一掃」という意味で、ある物質が血液から腎臓を通して尿中に排泄される割合のことをいいます。

クレアチニン・クリアランスは、尿中と血液中のクレアチニンの量を比較して、腎臓がどれだけのクレアチニンをろ過したのか調べる検査です。腎臓の排泄能力を知ることができます。
※基準値は年齢によって異なりますが、おおよそ１００〜１２０ml／分

検査は24時間蓄尿か1～2時間の蓄尿を使ってクレアチニンを測定し、血清クレアチニン値、身長と体重から計算した体表面積などをもとに算出します。

クレアチニン・クリアランスは、糸球体濾過量（GFR）に近い値になるとされています。

◉推算糸球体濾過量（eGFR）で腎臓の働きを確認する

腎臓の状態を知るために、ろ過能力を調べるのが糸球体濾過量（GFR）です。

GFRは、糸球体が1分間にどれくらいの血液をろ過し、尿をつくれるかを調べたものです。糸球体のろ過能力を示しています。

GFRの測定は、イヌリン・クリアランスがもっともよく使われます。これは、イヌリンという物質1％を含む生理食塩水を静脈注射したのち、採血と採尿を行います。

ただ、検査は間隔を空けて複数回採血する必要があり、採尿では尿道カテーテルを入れるなど、時間と手間がかかり、患者さんの負担となるものです。

また、GFRは、6カ月に1回しか保険適用が認められていません。

そこで、よく使われるのが推算糸球体濾過量（eGFR）です。

これは血清クレアチニン値と年齢と性別から、算出します。

eGFRは、ほぼGFRに近い数字が得られ、肥満の人や糖尿病のある人でも、ほぼ正確な値になるとされています。

腎臓の形や大きさ、異常を確認する画像検査

腎臓の形や大きさ、結石や腫瘍がないかなど、異常を目で確認できるのが、画像検査です。「CT検査」「超音波検査」「アイソトープ検査」「X線検査」などがあります。

CT検査

CT検査とは、コンピュータ断層撮影で腎臓を調べる検査です。X線で多方向から撮影した画像をコンピュータで処理し、輪切り状に人体を観察します。

非常に鮮明な画像が得られるのが特徴で、腎臓のかたちや結石などが、よく観察できます。

超音波検査

超音波検査（エコー検査）は、腎臓に向かって超音波を当て、戻ってきた反射波をとらえて検査します。

超音波はX線による被曝や検査時の苦痛などがなく、患者さんへの負担が軽い検査といえます。

アイソトープ検査

アイソトープ検査は、ラジオアイソトープ（放射性同位元素、RI）を含む薬を注射して、ガンマカメラという専用の装置で撮影し、腎臓の働きを観察する検査です。核医学検査とも呼ばれています。

腎臓の位置や大きさ、形態の異常をみる「腎シンチグラフィ（腎静態シンチグラフ

ィ）」と、腎臓の働きを診断する「腎動態シンチグラフィ（レノグラム検査）」があります。腎動態シンチグラフィは、腎臓への血の流れや、ろ過能力を左右それぞれ調べることができます。

なお、検査で使われるアイソトープはごく微量で、放射能の「半減期」が短いものを使っています。尿や便中からも排泄されて数日で消失するので、心配はありません。

●X線検査

X線で撮影をして、その画像から腎臓の様子を調べます。撮影の際には、造影剤を投与し、腎臓から膀胱までを撮影します。

造影剤を注入して血管の形や腫瘍などを観察する「血管造影」検査でも、X線が使われます。

◉正確に診断し、治療法を決める腎生検

尿検査や血液検査などにより腎臓に何らかの障害があることがわかったとき、より正確な診断をするために、腎生検を行います。腎臓の組織の一部を採取して、顕微鏡で詳しく観察するもので、3通りの観察方法があります。

腎組織全体や病変部を「光学顕微鏡」で観察するもの、組織を蛍光染料で染めて観察する「蛍光顕微鏡」、高い倍率で糸球体の構造など微細な構造を観察する「電子顕微鏡」による観察があります。

いずれの方法でも、腎臓の組織は、針で穿《せん》刺《し》して採取します。

まず、患者さんがうつ伏せになって、局所麻酔をかけ、超音波で腎臓の位置を確認したのち、穿刺します。痛みはありませんが、多少の圧迫感や衝撃を感じます。

腎臓組織を2〜3カ所採取したのち、出血を防ぐため圧迫止血します。

所要時間は2時間ほどです。採取した後は半日〜1日安静にします。数日様子をみて、合併症の危険がなければ退院します。

検査には、準備を含め4〜5日の入院が必要です。

このように腎生検は、かなり時間のかかる検査です。また、直接針を刺すので、わずかとはいえ肉体的な負担があり、出血や感染症など合併症の危険性もあります。

しかし、腎生検は、病気の活動度や進行度など、ほかの検査ではわからない詳細な情報を得ることができます。病名の確定や治療法の決定のために、とても役立つ検査です。

腎生検を勧められたら、その必要性やデメリットについて、医師と良く相談し、納得したうえで検査を受けることが大切です。

なお、腎臓病の症状がかなり進み、腎臓が萎縮している場合や、あるいは腎臓に何らかの感染があるとき、高血圧や出血の危険が高い人、片（単）腎の人など、腎生検が受けられないケースもあります。

慢性腎臓病の診断基準

◉診断はステージ（病期）別に分類される

次の条件に当てはまるとき、慢性腎臓病（CKD）と診断されます。

①尿検査、画像診断、血液検査、病理などで腎障害の存在が明らか。特に0・15g／gCr以上のたんぱく尿がある。
②糸球体濾過量（GFR）60ml／分／1・73㎡未満
※①②のいずれか、または両方が3カ月以上持続する。

慢性腎臓病と診断された後は、ステージ（病期）に合わせて治療方針を決定します。

ステージはGFRの値によって分類されます。ステージG1は、腎障害はあっても、働きは正常～高値で、自覚症状はありません。定期的に尿検査を受けて、CKDの進行を遅らせる治療を行います。

ステージG2は、腎臓の働きが低下しはじめている軽度CKDの状態です。ほとんど無症状ですが、夜間尿や血圧上昇、尿検査の異常がみられることもあります。

＊腎臓に問題がない人では、GFRは100ml／分／1・73㎡程度になります。

ステージG１～G２では、いかに腎臓の障害をはやくみつけ、進行を抑えるための治療や、生活習慣病対策、血圧管理などをスタートさせるかが重要です。この段階で、きちんとした治療を行えば、CKDの進行を止めたり治すことも可能です。

ステージG３は、腎臓の働きが低下してきている中等度CKDの状態です。心血管疾患などを併発していないか検査する必要があります。きちんとした食事療法を行えば、腎臓機能の低下をくいとめることができます。

ただし、治療がうまくいかない場合、ステージG３では腎機能の低下が、かなりはやく進みます。

ステージG４は、貧血や血圧上昇、高カリウム血症などの合併症がみられる重度CKD

慢性腎臓病のステージ別腎機能と治療法

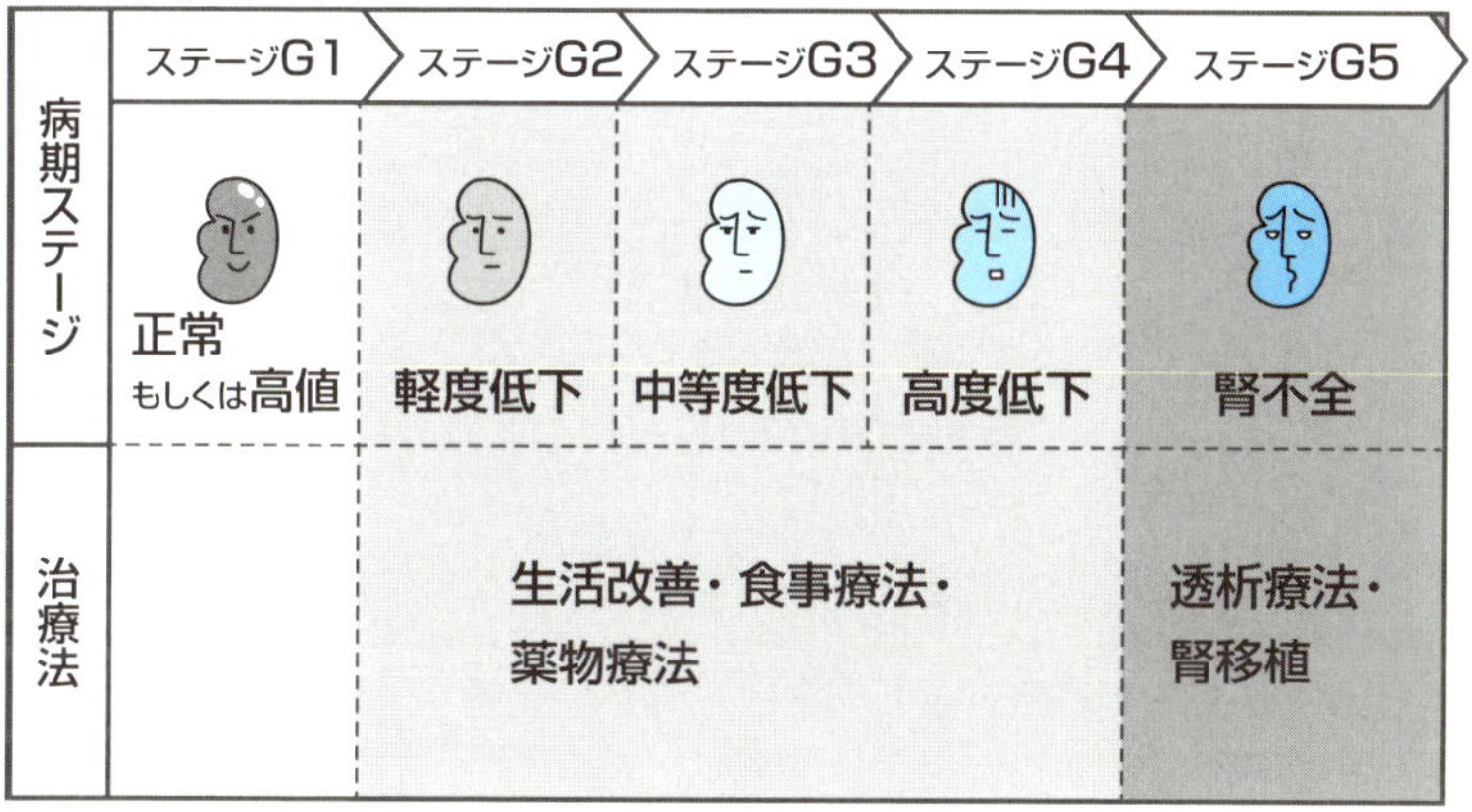

病期ステージ	ステージG1	ステージG2	ステージG3	ステージG4	ステージG5
	正常 もしくは高値	軽度低下	中等度低下	高度低下	腎不全
治療法		生活改善・食事療法・薬物療法			透析療法・腎移植

です。合併症によっては、重い自覚症状がみられるケースもあります。

ステージG5は、末期腎不全の状態です。生命を脅かす危険もあり、透析治療や腎移植の必要が出てきます。

◉慢性腎臓病の重症度を分類すると

慢性腎臓病は、ステージは同じでも、糸球体の状態によって、進行のスピードに差があります。それらの要素を含めて慢性腎臓病の状態をあらわすのが重症度です。

重症度は、原因（Cause：C）、腎機能（GFR：G）、たんぱく尿（アルブミン尿：A）のCGA分類で評価します。

GFRの程度とたんぱく尿の程度が進めば進むほど、重症度が高く、末期腎不全や心血管障害の危険性が高いことを示します。

左頁の表をもとに説明すると、GFRがステージ2で、たんぱく尿が0・15未満と正常な範囲のA1の人は、重症度はいちばん薄いグレー。リスクが最も低い状態になります。

しかし、GFRが同じステージ2でも、微量アルブミン尿の認められるA2の人は、重症度が2番目に薄いグレーと、リスクが上であることがわかります。

CKDの治療は、この重症度に合わせて選択されます。

CKDの重症度分類

原疾患		たんぱく尿区分		A1	A2	A3
糖尿病		尿アルブミン定量 (mg/日) 尿アルブミン/Cr比 (mg/gCr)		正常	微量アルブミン尿	顕性アルブミン尿
				30未満	30～299	300以上
高血圧 腎　炎 多発性嚢胞腎 移植腎 不　明 その他		尿たんぱく定量 (g/日) 尿たんぱく/Cr比 (g/gCr)		正常	軽度たんぱく尿	高度たんぱく尿
				0.15未満	0.15～0.49	0.50以上
GFR区分 (ml／分／1.73㎡)	G1	正常または高値	≧90			
	G2	正常または軽度低下	60～89			
	G3a	軽度～中等度低下	45～59			
	G3b	中等度～高度低下	30～44			
	G4	高度低下	15～29			
	G5	末期腎不全(ESKD)	＜15			

重症度は原疾患・GFR区分・たんぱく尿区分を合わせたステージにより評価する。CKDの重症度は死亡、末期腎不全、心血管死亡発症のリスクを■のステージを基準に、■、■、■の順にステージが上昇するほどリスクは上昇する。

(KDIGO CKD guideline 2012を日本人用に改変)

＊「日本腎臓学会編：CKD診療ガイド2012」(東京医学社)より

慢性腎臓病（CKD）の4大原因疾患の診断と治療

◉さまざまな病気から腎臓病は引き起こされる

慢性腎臓病（ＣＫＤ）の治療で、重症度とともに重視されるのが、もととなった病気です。

慢性腎臓病は、さまざまな病気から引き起こされます。代表的なのは、糖尿病、慢性腎炎、高血圧、多発性嚢胞腎《のうほうじん》です。

これらは慢性腎臓病の原因となる4大疾患とも呼ばれていますが、それぞれの特徴や原因、診断、治療、生活管理について説明しましょう。

CKDの4大原因疾患

- **糖尿病性腎症**
  糖尿病が原因で糸球体の毛細血管が壊される
- **慢性腎炎（IgA腎症）**
  病原体によって変化を受けたIgAが絡まりあって糸球体に沈着し、炎症を起こす
- **高血圧性腎硬化症**
  高血圧が原因で腎臓の血管に動脈硬化を起こす
- **多発性嚢胞腎**
  腎臓にできた嚢胞が原因で腎機能が低下する

◉糖尿病性腎症

糖尿病性腎症とは、糖尿病が原因で引き起こされる慢性腎臓病です。

続発性の腎臓病のなかではもっとも多く、透析治療が必要な腎臓病患者の約40％以上が、糖尿病性腎症を患っています。糖尿病の恐ろしい合併症ともいえ、糖尿病患者の死因の約15％を占めています。

初期には自覚症状がほとんどなく、兆候としては、尿にアルブミンというたんぱく質が含まれるアルブミン尿になることです。

糖尿病は、糖分の代謝に関わるホルモンであるインスリンの分泌や働きが異常になり、血液中に糖分があふれる病気です。そのため血管内の血液が高血糖状態になり、全身で動脈硬化が進みます。これは、腎臓でも例外でなく、糸球体の毛細血管の状態が悪くなり、ろ過機能が低下します。

ろ過機能の低下により、まずアルブミン尿、そしてたんぱく尿があらわれ、やがて糸球体硬化、高血圧や浮腫、腎機能低下から腎不全へと進みます。

糖尿病の発症から10年ほどで、腎障害があらわれることが多くなります。

糖尿病のうち、インスリンの分泌や作用の異常から起きる1型糖尿病では約30～35％、食事（過食）や運動不足など生活習慣の乱れが原因で起きる2型糖尿病では約10～40％が、糖尿病性腎症を引き起こしています。

また、糖尿病までいかなくても、糖尿病のリスクである肥満そのものが、糸球体への血流量を増やすため、糖尿病性腎症のリスクともなります。

糖尿病にかかって5年以上たっている患者さんで、アルブミン尿が認められる場合、糖尿病性腎症を疑います。

ほかに原因疾患となるものがなく、網膜症や神経障害などの糖尿病の合併症症状がある場合は、ほぼ確定です。

ほかの腎臓病の疑いがある場合は、腎生検を行って診断を確定します。

ただし、2型糖尿病ではアルブミン尿やたんぱく尿が認められなくても、腎臓の働きが悪いケースもあります。

治療の基本となるのは、原因である糖尿病を抑えること。つまり、血糖と血圧の管理を重視します。

糖尿病性腎症の病期分類

病期	尿アルブミン値（mg/gCr） あるいは 尿たんぱく値（g/gCr）	GFR（eGFR） （mL/分/1.73㎡）
第1期 （腎症前期）	正常アルブミン尿（30未満）	30以上
第2期 （早期腎症期）	微量アルブミン尿（30～299）	30以上
第3期 （顕性腎症期）	顕性アルブミン尿（300以上） あるいは 持続性たんぱく尿（0.5以上）	30以上
第4期 （腎不全期）	問わない	30未満
第5期 （透析療法期）	透析療法中	

＊糖尿病性腎症病期分類 2014：厚生労働省科学研究費腎疾患対策事業「糖尿病性腎症の病態解明と新規治療法確立のための評価法の開発」における研究成果を参考として作成（糖尿病性腎症合同委員会）

血糖管理としては、食事療法や運動療法などの生活習慣の改善、体重の管理を行います。それぞれステージによって、目標とする血糖値や注意点などが異なります。

詳細は、第4章で説明しましょう。

また、血糖降下薬やインスリン注射などによる薬物治療も行います。

早期であれば、これらの治療を適切に行うことによって、腎臓の状態が回復し、アルブミン尿が消えることも可能です。

進行してしまった糖尿病性腎症は、いかにそれ以上進行させず、透析治療の必要な慢性腎不全に移行させないかが大切です。

◉慢性腎炎（ＩｇＡ腎症）

慢性腎炎は、腎臓の糸球体に炎症があり、血尿・たんぱく尿が1年以上持続する疾患です。その原因が免疫グロブリンＡ（ＩｇＡ）の沈着によるものをＩｇＡ腎症といいます。

初期には、通常は無症状ですが、風邪を引いたときに血尿が出ることがあります。

腎臓の糸球体に炎症が起きていることからたんぱく尿や血尿があらわれます。次第に糸球体は硬くなり、腎機能が低下するに従って高血圧やむくみ、息苦しさなどがあらわれ、最後には腎不全になります。

ＩｇＡ腎症は、病気の進行はゆっくりですが、発症から20年で、約30～40％の人が透析治療の必要な状態になるとされています。

日本人の慢性腎炎のなかでは発症率が高く、慢性腎炎の約30％を占めています（小児で約20％）。すべての年代で発症するのですが、比較的若い年齢の人でも発症するのが特徴です。

ＩｇＡ腎症の原因である免疫グロブリンＡとは、たんぱく質でできた抗体です。

人体には、体内に入ってきたウイルスや細菌などの異物を排除して身体を守る免疫システムが備わっていますが、その中でも中心的な役割を果たしているのがＩｇＡなどの抗体です。

免疫グロブリンは、大きさや形で5種類に分けられます。免疫グロブリンＡは、主に粘膜を守っている抗体で、血液や唾液や涙、母乳などに多く含まれています。

抗体は、体内に侵入してきた病原体などに結合する「免疫複合体」をつくることで働きます。ところが、免疫複合体が腎臓に沈着してしまい、白血球が免疫複合体を攻撃することで、腎臓に炎症が起きてしまうのです。

ほとんどの慢性腎炎（主にＩｇＡ腎症）は、健康診断などの検査で、たんぱく尿や血尿が認められることで発見されます。血液検査を行うと、血清ＩｇＡの増加（高値）が認められます。

腎生検で診断を確定しますが、顕微鏡で観察すると、腎臓のメサンギウム領域に異常がみられます。

治療は、透析治療が必要になるリスク度合いにより、治療法が選択されます。

低リスクの初期段階では、禁煙、減塩、体重の管理などの生活指導と、抗血小板薬、副腎皮質ステロイド薬などによる薬物治療を行います。

IgA 腎症患者の透析導入リスクの層別化

臨床的重症度＼組織学的重症度	H-Grade Ⅰ	H-Grade Ⅱ	H-Grade Ⅲ＋Ⅳ
C-Grade Ⅰ	低リスク	中等リスク	高リスク
C-Grade Ⅱ	中等リスク	中等リスク	高リスク
C-Grade Ⅲ	高リスク	高リスク	超高リスク

低リスク群：透析療法に至るリスクが少ないもの
中等リスク群：透析療法に至るリスクが中程度あるもの
高リスク群：透析療法に至るリスクが高いもの
超高リスク群：5年以内に透析療法に至るリスクが高いもの
＊「厚生労働省難治性疾患克服研究事業進行性腎障害に関する調査研究班編：エビデンスに基づく IgA 腎症治療ガイドライン2014」（東京医学社）より

運動や妊娠出産に制限はありません。

症状が進みリスクが高くなると、運動量の調節や妊娠・出産に注意が必要になります。食事でも、たんぱく質や食塩の摂取制限が必要になります。

さらにリスクが高まると、食事では、たんぱく質、カリウム、食塩に厳しい制限を行います。妊娠出産にも厳重な注意が必要になります。

必要に応じて、口蓋扁桃《こうがいへんとう》の摘出手術とステロイドを点滴で与える「ステロイドパルス療法」を組み合わせて行うこともあります。

●高血圧による腎障害（高血圧性腎硬化症）

高血圧が長い期間続くと、全身の血管の状

態が悪くなります。これが腎臓でも起き、腎障害を起こすのが、高血圧性腎硬化症です。

高血圧により腎臓の細かい血管に圧力がかかり続けると、それに抵抗しようと血管内の細胞が増殖したり、メサンギウム基質が増えたりします。その結果、腎臓の糸球体の機能が低下していくのです。

高血圧による腎障害には、良性のものと悪性のものがあります。

●良性

良性のものは、軽度～中等度の高血圧で発症し、自覚症状がほとんどあらわれないために気づかず、腎臓機能が低下している状態です。高齢者に多く、老化現象として起こることもあります。

高血圧性悪性腎硬化症

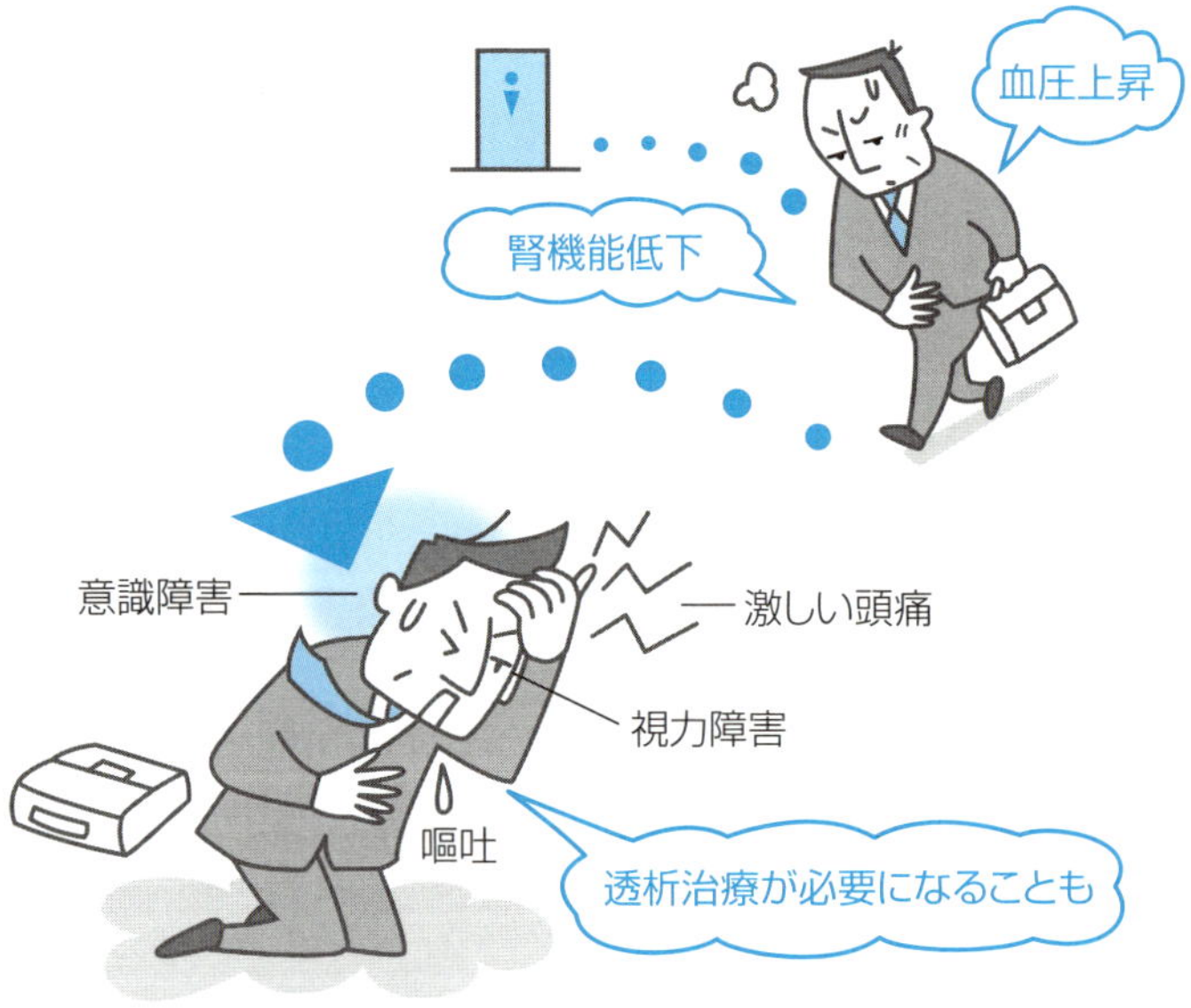
血圧上昇
腎機能低下
意識障害
激しい頭痛
視力障害
嘔吐
透析治療が必要になることも

診断は、高血圧の人で血清クレアチニン測定を行い、推算糸球体濾過値（eGFR）が60未満の場合に、高血圧による腎障害が疑われます。

超音波検査やCT検査では、腎萎縮が確認できます。必要に応じて腎生検を行うケースもあります。

治療は、血圧のコントロールを行います。減塩など食事療法を中心に生活習慣の改善を行い、必要に応じて降圧薬による薬物治療も行います。

高血圧による腎障害が起きている場合、腎臓以外にも、全身の動脈硬化も進行していると考えられます。したがって、心筋梗塞や脳卒中などのリスクが高い状態でもあり、軽く考えてよい症状ではありません。

●悪性

悪性のものは、拡張期血圧が130㎜Hg以上の高血圧が持続することで発症するものです。若い年代に発症し、とくに30～40歳代の男性に多くみられます。悪性腎硬化症とも呼ばれます。

急速に腎臓機能が悪化するのが特徴で、激しい頭痛や視力低下、全身の倦怠感、嘔吐、貧血、心不全などの自覚症状が起こります。

眼底に、網膜の乳頭部がむくむ「鬱血乳頭《うっけつにゅうとう》」や出血、白斑などが観察されます。また、たんぱく尿や血尿もあらわれます。

悪性の場合、症状が急激に悪化するため、放置していると短期間で腎不全まで進んでしまう危険性があります。また脳や心臓に重篤な障害が起こることもあります。

治療は、降圧薬による薬物療法などで、できるだけはやく血圧を適正値に戻します。すみやかに血圧のコントロールが行われた場合は、腎機能が低下しないこともありますが、透析治療が必要になることも少なくありません。

食事療法などにより、血圧のコントロールを行う必要があるのは、悪性の患者さんの場合も、良性の患者さんと同様です。

◉多発性嚢胞腎

多発性嚢胞腎《のうほうじん》（ＰＣＫＤ）は、両方の腎臓に水分がつまった袋「嚢胞」がたくさんでき、正常な腎組織を圧迫することで、腎機能が低下する病気です。

原因は、尿細管の太さを調節するＰＫＤ遺伝子の異常です。

出生前から新生児期に発症する「常染色体劣性多発性嚢胞腎（ＡＲＰＫＤ）」と、40歳前後で発症することの多い「常染色体優性多発性嚢胞腎（ＡＤＰＫＤ）」があります。

常染色体劣性多発性嚢胞腎は、1万～4万人に1人の割合で発症します。重い腎不全を起こし、肺など呼吸器が十分に形成されず、呼吸不全を起こすこともあります。根本的に治療は確立されてなく、この病気の個々の症例に応じて、透析治療や腎移植などの対処療法を行います。

一方、常染色体優性多発性嚢胞腎は、３０００～７０００人に1人の割合で発症します。家族歴のある40歳前後の成人の多くに嚢胞が確認されます。両親のどちらかがこの病気で

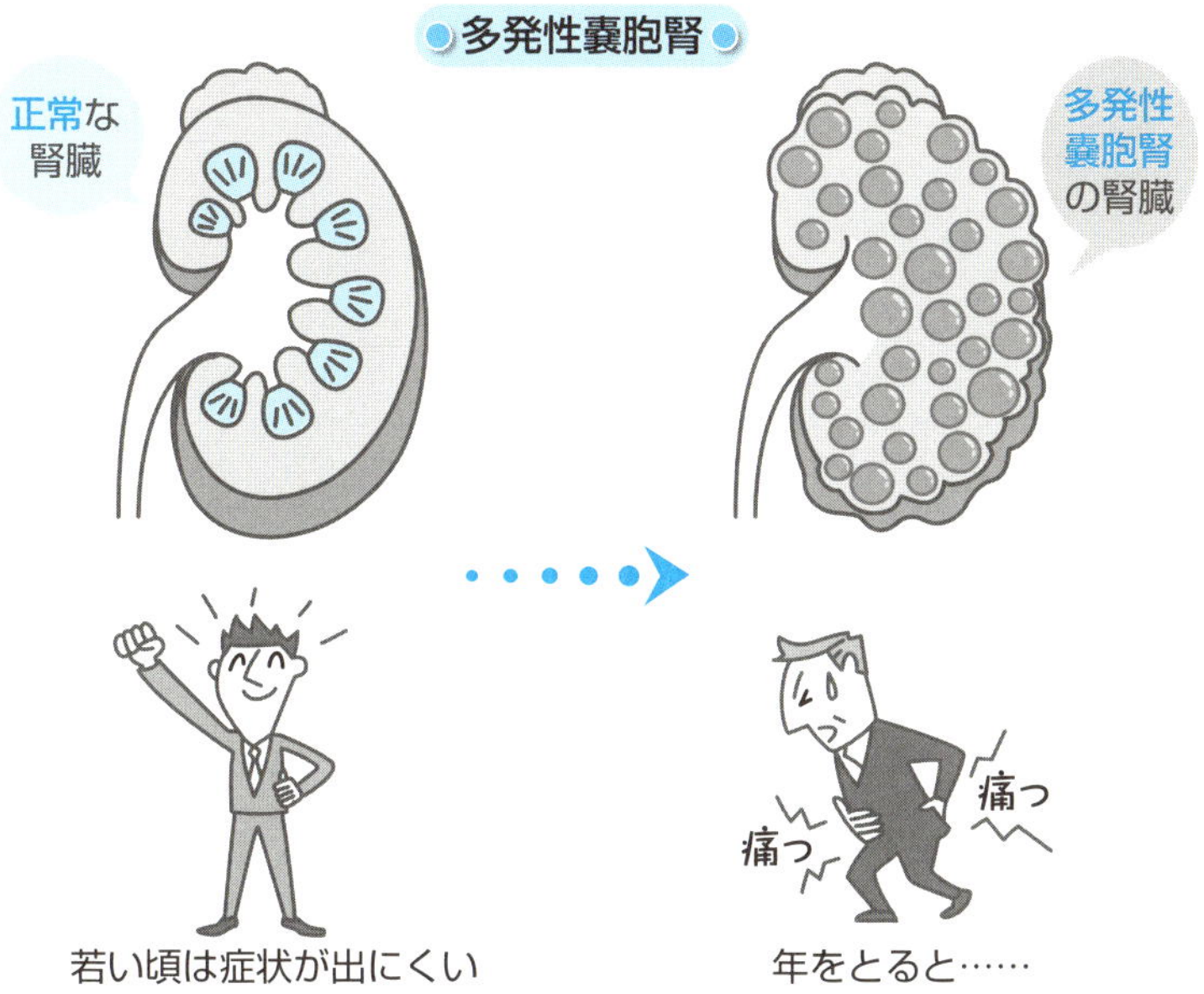

若い頃は症状が出にくい
年をとると……

あると、子どもがかかる確率は50％と推測されています。若いころは無症状なことが多いため、病気に気づきにくく、年齢を重ねるごとに腎嚢胞に出血を起こしたり、感染症を起こしたりすることで発見されます。発症すると、約10～15年後には透析治療が必要となり、65～69歳で約50％が末期腎不全になるとされています。

多発性嚢胞腎の症状としては、血尿や腰痛、嚢胞のなかの出血による腹痛、おなかの張りなどがあります。半数以上の患者さんには、高血圧もあらわれます。

多発性嚢胞腎になると、尿路感染症や尿路結石を起こしやすくなります。また、肝嚢胞《かんのうほう》や膵嚢胞《すいのうほう》、くも膜下出血を引き起こす脳動脈瘤などの深刻な病気を合併することもあります。

診断は、血縁者の病気の状況を考慮に入れて、超音波検査やCT検査、MRI検査などを行って、腎臓内にある多数の嚢胞や腎臓の腫大を確認します。また健診などで、高血圧を指摘され、同様の検査から判明するケースもあります。

多発性嚢胞腎の治療は、一般的には他の腎臓病と同様に、薬物治療や食事療法などによる血圧のコントロールを中心に行い、いかに腎機能を維持するかを考えます。

薬物療法では、従来どおりの薬による血圧コントロールに加え、近年使用可能となったバソプレシン拮抗薬で、嚢胞が大きくなることを抑えたり、腎機能の低下を遅らせたりします。

食事療法では、たんぱく質を制限し、塩分も控えるようにします。また、尿量を増やすために、飲水が勧められます。尿量が増えると嚢胞を大きくする原因の1つになっている抗利尿ホルモンであるバソプレシンの分泌を抑えることとなり、尿路感染症や尿路結石の予防になります。

また、尿路感染症や合併症がある場合はその治療を行います。末期腎不全になれば、透析治療や腎移植も選択肢に入ってきます。

慢性腎臓病での運動の考え方

◉適度な運動は腎機能の低下を防ぐ

腎臓病というと、「運動はダメ」というイメージをもつ方もいるかもしれません。

確かに、かつては腎臓に疾患がある場合は、安静にすることが常識でした。

運動中に筋肉が使われることで腎臓への血流が減少することや、運動後に尿たんぱくが増えることを警戒していたのです。

しかし、腎臓病の治療の研究が進み、慢性腎臓病では必ずしも安静の必要がなく、体を動かすことのメリットがわかってきました。

そのため、現在ではむしろ慢性腎臓病の人には、適度な運動が必要とされています。

適度な運動は、体力維持に効果があります。腎臓が心配だからと、家にこもってしまっていては、体力が低下しやすくなるだけでなく、精神的にもよくありません。

また、運動は肥満を防いだり、予防するのにも役立ちます。肥満は生活習慣病のベースとなり、慢性腎臓病を促進してしまいかねないので、ぜひとも避けなければなりません。できれば、ＢＭＩを25未満に保ちましょう。

さらに、初期の慢性腎臓病で、糖尿病や高血圧などがある人でも、運動は症状の改善や進行を遅らせることに役立ちます。

ただし、過度な運動は、疲労から腎機能の低下につながりかねず、逆効果となります。同様にあまり激しいスポーツも向いていません。

ステージ（病期）によって、運動量の目安があるので、紹介しましょう。

◉病期と運動療法

腎臓病の人は、日常生活の自己管理が大切です。そこで、日常生活をどのように送ったらよいのか、82頁にわかりやすくまとめてみました。運動をするときにも、これが参考になります。

ただし、慢性腎臓病と一口に言っても、原因疾患や個人によって身体の状態は異なります。治療中の運動については、必ず主治医に相談し、指示を守りましょう。

運動の目安は、ステージＧ１〜Ｇ３までは、適切な運動で、肥満の改善を目指します。また、糖尿病や心臓病の予防にもなります。

ステージＧ３ａからは、軽い運動であっても、血圧や尿たんぱく、腎機能などを定期的に確認し、身体の状態に合わせた運動量を守る必要があります。体力を維持する程度の運動であっても、腎機能を低下させない、あるいは低下を遅らせるために、役立つものです。

ステージＧ４からは、体力を低下させないための運動になります。マラソンなどは避け、散歩程度にします。

ステージＧ５では、過度な運動をしないことが大切です。日常生活のなかでも、あまり疲労しない程度の作業にとどめることが必要です。

患者さんは、心臓などに疾患をもっていたり、高血圧、糖尿病、脂質異常症などの生活習慣病を合併していたりする場合があります。合併している疾患や状態によっては、運動療法を制限する必要があり、場合によっては運動療法が禁忌になることもあります。運動を始める前に、どの程度の運動が可能か医師に相談することが重要です。

運動の目安となるのは、活動度を示す「メッツ（Ｍｅｔｓ）」という数値です。

これは、酸素の消費量により活動度をはかるものです。安静にしているときを1メッツとして、活動ごとにその何倍の酸素を消費するかを示します。

ただし、メッツはあくまでも目安で、体力や年齢、性別など、人によって強度は異なるので、自分の実感も大切にしましょう。

また、メッツ表にはさまざまな運動が挙げられていますが、取り入れやすく、運動強度を調節しやすいのは、ウォーキングやジョギングなどの有酸素運動です。

あまり張り切って運動しても、疲れすぎたり、ストレスになってはかえってよくありません。ほどほどを目指しましょう。

成人腎臓病患者の指導区分表

指導区分	通学・通勤	勤務内容	家事	学生生活	家庭・余暇活動
A: 安静 (入院・自宅)	不可	勤務不可 (要休養)	家事不可	不可	不可
B: 高度制限	30分程度 (短時間) (出来れば車)	軽作業 勤務時間の制限 残業、出張、夜勤不可 (勤務内容による)	軽い家事 (3時間程度) 買い物 (30分程度)	教室の学習授業のみ 体育の制限 部活動の制限 ごく軽い運動は可	散歩 ラジオ体操程度 (3～4メッツ以下)
C: 中等度制限	1時間程度	一般事務 一般手作業や機械操作では、深夜・時間外勤務・出張は避ける	専業主婦 育児も可	通常の学生生活 軽い体育は可。 文化的な部活動は可	速足散歩 自転車 (4～5メッツ以下)
D: 軽度制限	2時間程度	肉体労働の制限 それ以外は普通勤務。 残業・出張可	通常の家事 軽いパート勤務	通常の学生生活 一般の体育は可。 体育系部活動の制限	軽いジョギング 卓球、テニス (5～6メッツ以下)
E: 普通生活	制限なし	普通勤務 制限なし	通常の家事 パート勤務	通常の学生生活 制限なし	水泳、登山、スキー、エアロビクス

＊「ＣＫＤ患者のための運動サポート」編著・富野康日己(中外医学社)より改変

メッツ表（身体活動の強度）

1.8メッツ	立位（会話、電話、読書)、皿洗い
2メッツ	ゆっくりした歩行、洗濯、洗車・ワックスがけ
3メッツ	普通歩行、子どもの世話（立位)、家財道具の片づけ、ボウリング、社交ダンス、太極拳
4メッツ	自転車に乗る（約16km/時未満・通勤)、階段を上る、卓球、ラジオ体操第一
5メッツ	かなり速歩（=107m/分)、動物と遊ぶ（歩く/走る、活発に)、水泳（ゆっくりとした平泳ぎ)、アクアビクス
6メッツ	ゆっくりとしたジョギング、ウェイトトレーニング（高強度)、バスケットボール
7メッツ	ジョギング、サッカー、スキー、スケート
8メッツ	運搬（重い荷物)、サイクリング（約20km/時)
9メッツ	ランニング（139m/分)
10メッツ	水泳（クロール、速い、69m/分)

＊厚生労働省「健康づくりのための身体活動基準2013」参照

その他の慢性腎臓病の原因疾患

◉痛風腎

痛風にともなって、腎臓にも障害が起こるのが「痛風腎」です。

プリン体というたんぱく質が分解されるとき、尿酸という老廃物が生じます。通常は、尿酸は尿として排泄されます。

ところが、プリン体を含む食品を摂り過ぎたり、尿酸の排泄がうまくいかなくなると、血液中の尿酸の濃度が高くなります。この状態が、高尿酸血症です。高尿酸血症が続き、足の指の関節などで結晶化して痛む病気が、痛風です。「風が吹いても痛む」と言われるのは、関節で炎症が起きているためです。

高尿酸血症では、尿酸が腎臓にも沈着してしまいます。これが、痛風腎です。痛風腎は、血清尿酸値が７・０㎎／dlを超えた状態が続いて起こります。

まず、腎臓の髄質を中心に沈着し、慢性の炎症を起こします。その結果、腎機能が低下するのが痛風腎です。主な症状として、尿を濃縮する能力が低下し、色の薄い尿がたくさん出ます。

痛風腎では、糸球体には障害があまり起こらないため尿たんぱくはほとんど出ません。尿酸の結晶はX線では透過してしまうため、痛風腎の発見には、超音波検査が役立ちます。
痛風と同様に、男性が多くかかります。

●ループス腎炎

ループス腎炎は、全身性エリテマトーデス（SLE）から引き起こされる腎障害です。ループスとは、ラテン語で狼という意味です。ループス腎炎であらわれる皮膚の赤い斑点「円板状紅斑《えんばんじょうこうはん》」や「蝶形紅斑《ちょうけいこうはん》」が、狼に噛まれた痕のようにみえることから名付けられました。

円板状紅斑や蝶形紅斑は、ループス腎炎の代表的な症状ですが、これらから病院を受診して、ループス腎炎や全身性エリテマトーデスがみつかることが珍しくありません。

全身性エリテマトーデスは、免疫システムが誤って自分自身を攻撃してしまう自己免疫疾患の1つです。

全身の皮膚、関節、血管、臓器などに炎症や発熱が起きます。日本の全身性エリテマトーデスの患者さんは、約6〜10万人。その約50〜60％に、ループス腎炎があらわれるとされています。特に、20〜40代女性に、多く発症します。

ループス腎炎は皮膚症状のほかに、たんぱく尿、血尿、むくみ、といった腎炎症状や関節痛、高血圧があらわれます。進行すると、腎不全に至ることもあります。

全身性エリテマトーデスの患者さんで、尿検査でたんぱく尿、血液検査で血清クレアチニンに異常があるとき、ループス腎炎の発症を疑います。

ループス腎炎を発症していれば、その患者さんの腎生検では、糸球体に沈着物が針金状にみえる「ワイヤーループ病変」や、メサンギウム（糸球体を支える結合組織）に沈着物のある「メサンギウム病変」がみられます。

◉腎アミロイドーシス

腎アミロイドーシスは、アミロイドたんぱくというたんぱく質が腎臓に沈着することで起こる腎機能障害です。「アミロイド腎症」とも呼ばれます。

アミロイドーシスとは、アミロイドという繊維状のたんぱく質が、全身のさまざまな臓器の細胞に沈着することで起こる病気です。

アミロイドーシスの原因となるアミロイドたんぱくには、全身に沈着するものと、特定の臓器に沈着するものがありますが、腎アミロイドーシスは前者です。全身アミロイドーシスの部分症として起こります。

アミロイドは、腎臓では糸球体や血管壁に沈着します。

腎アミロイドーシスの症状は、たんぱく尿やむくみからはじまり、進行すると尿中に大量のたんぱく質が漏れ出て、低たんぱく血症や血中コレステロールの上昇などがあらわれるネフローゼ症候群になることもあります。さらに進行すると、腎不全になることもあります。

また、腎アミロイドーシスは、全身アミロイドーシスの部分症のため、全身症状として全身衰弱、体重減少、貧血、下肢の浮腫（むくみ）、巨舌などがあらわれることもあります。

腎アミロイドーシスが疑われるときは、腎生検を行います。採取した組織の中のアミロイドを染色する「コンゴーレッド染色」という特殊な方法で染め、顕微鏡でアミロイドたんぱくを観察します。

◉腎盂腎炎

腎臓から尿道までの尿路に起こる感染症を尿路感染症といいます。尿路感染症のなかで、腎実質や腎盂《じんう》、腎杯で炎症のある感染症が腎盂腎炎です。

腎盂腎炎には、急性と慢性があります。

●急性腎盂腎炎

急性腎盂腎炎は、腎盂や腎実質に細菌が感染して急激に炎症を起こす病気です。既婚女性や前立腺肥大症による尿通過（流）障害がある高齢者、先天的に尿路形態に異常がある乳幼児などに起こりやすいといわれています。

原因となる細菌の感染経路は主に3つあります。1つ目は膀胱炎などの感染を起こして、何らかの原因で細菌が尿管を上行して腎盂にまで達する「尿路上行性感染」。2つ目は腎臓以外の臓器に感染源があり、細菌が血液によって運ばれ、腎臓まで達する「血行性感染」。3つ目はリンパ管を通って細菌が運ばれる「リンパ行性感染」です。感染する細菌は、大腸菌などの腸内細菌が多くみられます。

感染の原因としては、腎盂・尿管の形態異常、尿路結石、腎盂や尿管の悪性腫瘍、膀胱尿管逆流現象、神経因性膀胱、前立腺肥大症などがあります。

症状としては、38度以上の発熱や悪寒、戦慄《せんりつ》（ふるえ）、腰背部痛、嘔吐、腹痛などがあります。膀胱炎を併発することが多く、頻尿や排尿などの症状もみられます。また、発熱から脱水症状を起こしていることもあります。尿検査では、膿尿《のうにょう》（白血球尿）、細菌尿が認められます。

ほとんどの急性腎盂腎炎では感染が糸球体まで行かないため、腎機能は低下しませんが、急性時に初期治療が遅れると、慢性化したり、敗血症を起こす危険があります。

●慢性腎盂腎炎

腎盂や腎実質に感染を起こす腎盂腎炎を繰り返しているうちに、慢性腎盂腎炎という病

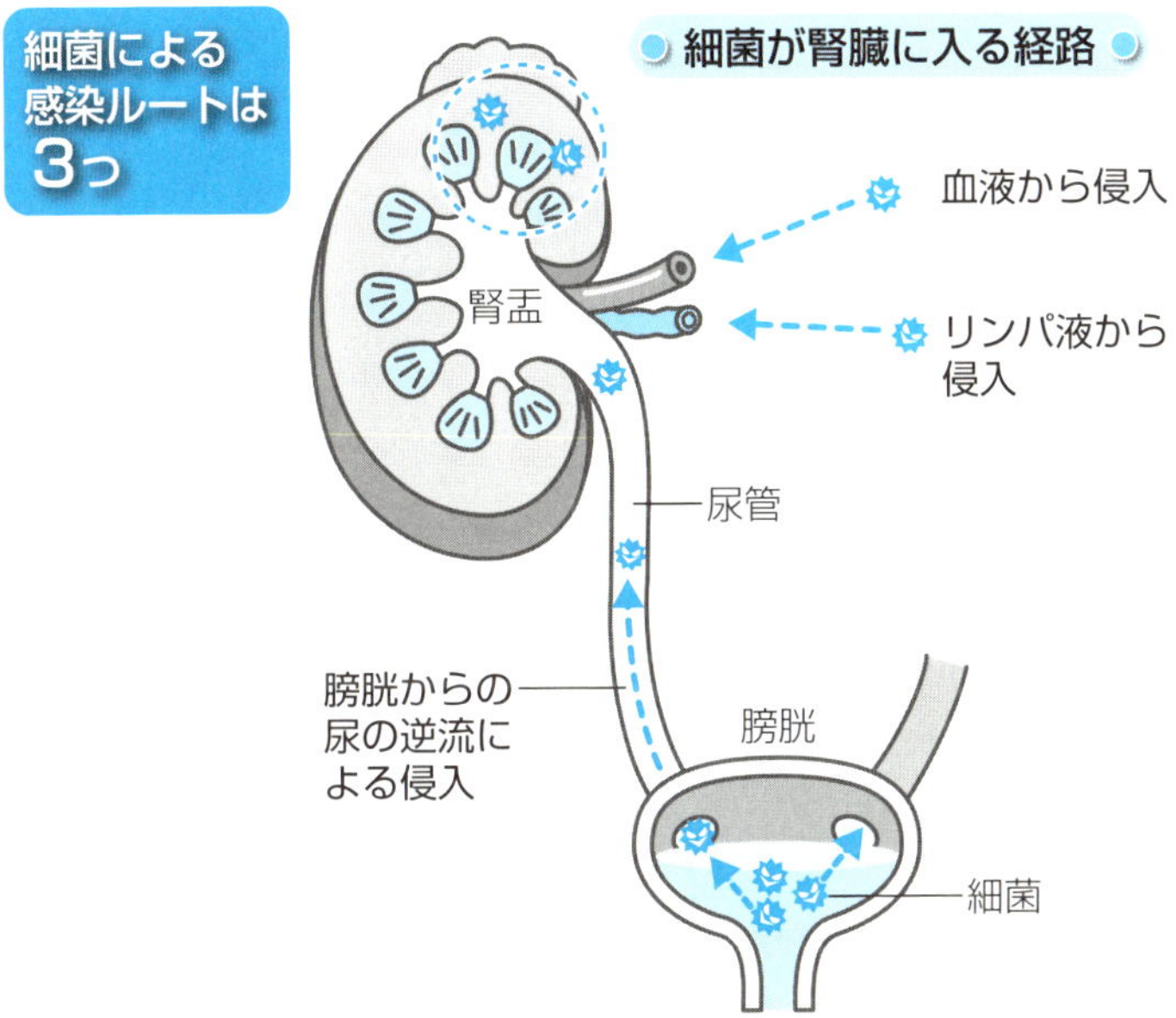

態になります。慢性腎盂腎炎になると、急性腎盂腎炎とは異なり腎機能障害が徐々に進行し、腎不全に至ることがあります。

腎盂腎炎を繰り返し起こす背景には、尿路奇形や結石、前立腺肥大症、悪性腫瘍などの尿流障害があります。急性腎盂腎炎で感染する細菌は大腸菌がほとんどですが、慢性腎盂腎炎では2種類以上の細菌が感染する混合感染も少なくありません。

症状は、微熱や軽い腰背部痛があらわれます。頻尿や排尿痛があらわれることもありますが、症状は重くありません。

尿検査では、膿尿や細菌尿が認められます。また、尿路の異常や尿通過障害を調べるため、超音波検査や静脈性腎盂造影、膀胱造影、CTなどの検査も行います。さらに、血液検査では腎機能障害の程度を確認します。

症状は緩やかですが、放置していると腎機能が低下して、高血圧や腎臓萎縮を起こすこともあります。

また、慢性腎盂腎炎でも急性発症や急激に悪化することもあり、その場合は高熱など急性腎盂腎炎のように強い症状がみられることもあります。

◉加齢による慢性腎臓病

腎臓は加齢にともなって、次第に機能が低下していくものです。65歳以上の高齢者では、およそ男性の40%、女性の30%が慢性腎臓病だとされています。

加齢とともに腎臓の状態が悪くなるのは、ネフロンの数が次第に減っていくからです。

若いころは、たとえ1つのネフロンがダメになっても、たくさんある他のネフロンで補うことができました。しかし、高齢者ではネフロンの数が少なくなっており、残されたネフロンが過重労働を強いられる「糸球体過剰ろ過」と呼ばれる状態になります。つまり、ネフロンの数が減れば減るほど、腎臓機能の低下が加速してしまうということです。

また、高齢になると、生活習慣病や複数の病気を患っていることが珍しくないですし、服薬量も多くなってきます。そのため、腎臓に負担がかかることが多く、腎臓機能が低下しやすくなっているのです。

ただ、高齢者には、急速に腎機能が低下する人と、腎機能が緩やかに低下する人、腎機能がほぼ低下しない人に分かれることがわかっています。

動脈硬化など、腎機能の低下の原因となる病気があるのならその改善を目指し、腎障害につながる多剤服薬を減らすこと、また、ふだんから脱水状態などを起こさない生活習慣を心がけることが大切です。

◉腎結石

腎結石とは、尿に含まれるシュウ酸カルシウムやリン酸カルシウムなどが結晶化して、腎臓にその塊ができる病気です。

腎臓から尿道までの尿路に結石ができる病気を尿路結石といいますが、そのうち腎臓にできるものを腎結石と呼ぶのです。

腎結石は、30～40歳代の男性に多く発症します。女性は、閉経後に発症する例が多くみられます。

原因は、飲水不足や内分泌・代謝の異常などにより尿が濃くなってしまうことや、服薬の影響、長期の寝たきりなどがあります。

尿路結石では、激しい痛みが起こることが多いのですが、その中で腎結石は症状がないか、軽いことがほとんどです。

尿路結石は自然に排出され、排尿時などに便器に硬い石が当たって、気づくということもあるのですが、腎臓から流された結石が、尿路のどこかでつまってしまい、強い痛みを起こすこともあります。

腎結石をはじめ、尿路結石で問題となるのは、結石が尿の通り道を塞ぐことです。残尿感や血尿を起こしたり、腎盂や腎杯に尿が溜まって水腎症を起こすこともあります。

尿路結石ができる場所

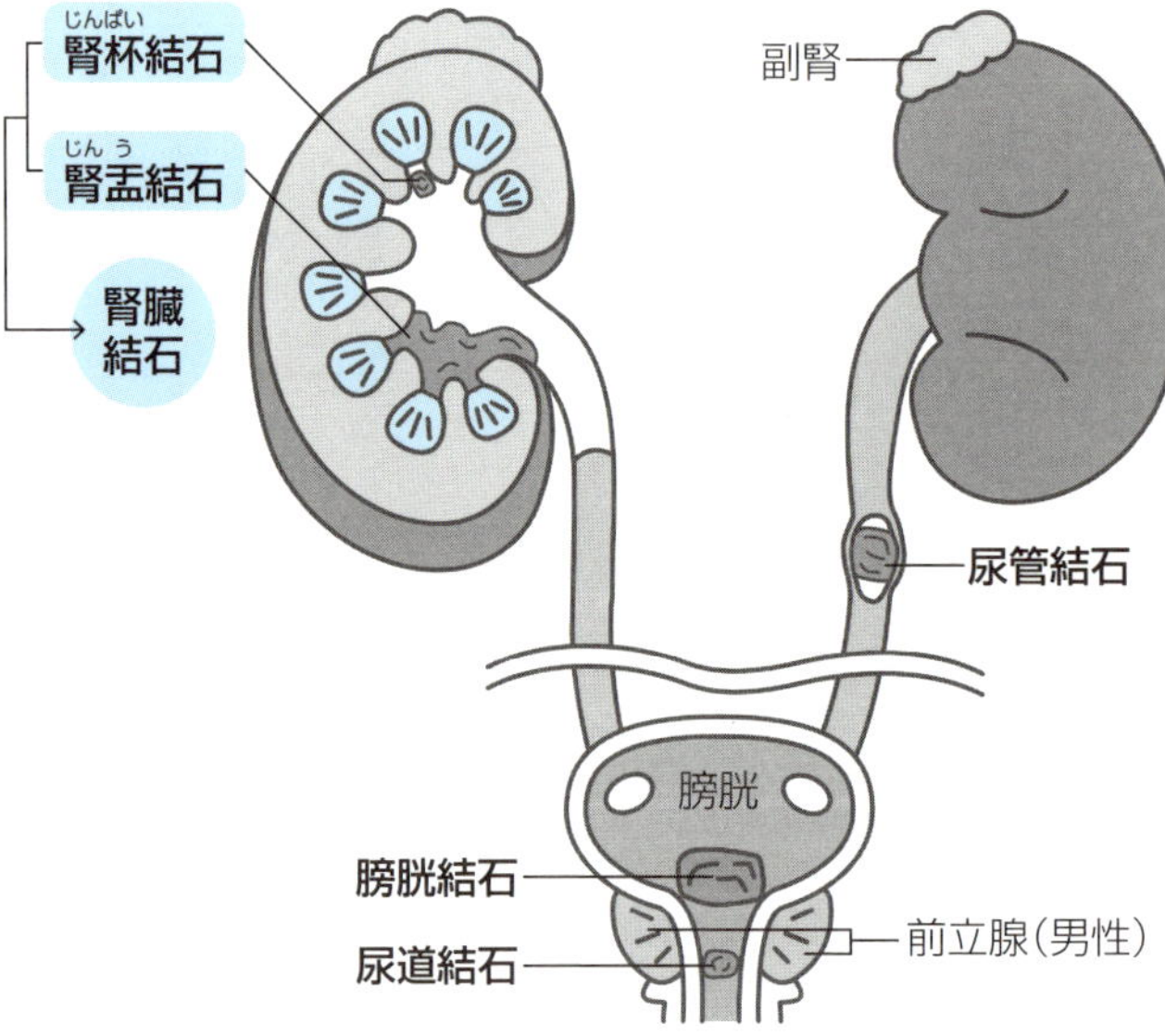

また、気づかぬうちに腎結石が大きくなり、珊瑚状結石になってしまうこともあります。

◉尿細管間質性腎炎（薬剤性）

尿細管間質性腎炎とは、腎臓の尿細管やその周辺組織（間質）に、炎症が起こる病気です。尿細管が壊死《えし》するなどして、腎臓に障害を起こします。その原因の多くは、薬剤によるものです。

尿細管間質性腎炎には、急性のものと慢性のものがあります。

●急性尿細管間質性腎炎（ＡＴＩＮ）

急性尿細管間質性腎炎は、尿細管や間質で急激な炎症を起こして、発熱や湿疹、関節痛、腎臓の腫れや、それによる腰痛などが引き起こされます。

原因になるのは、薬剤によるアレルギー反応です。ペニシリン系・セファロスポリン系の抗生物質、非ステロイド性抗炎症薬、利尿薬などが誘因となります。

薬剤の使用後、数日から数カ月で発症します。

多くは、原因となる薬剤を中止することで腎機能が回復しますが、重症や薬剤の使用を継続してしまったときなどは、腎障害や慢性腎臓病につながることもあります。

その他の原因としては、急性腎盂腎炎などの感染症やブドウ膜炎をともなう腎眼（ドブリン）症候群、感染症、さらに膠原病の合併症として、急性尿細管間質性腎炎を引き起こすこともあります。

●慢性尿細管間質性腎炎（CTIN）

慢性尿細管間質性腎炎は、腎臓の間質が繊維化し、尿細管に萎縮などの変異が生じる病気です。

原因は、急性尿細管間質性腎炎が慢性化したり、長期間の薬剤の使用の影響、慢性腎盂炎、高血圧、代謝障害など、さまざまです。目立った自覚症状がなく、進行して腎不全になってから発見されることも珍しくありません。尿の濃縮能力が低下して、多尿と夜間尿が起こることがあります。

◉肝炎ウイルスと腎障害

B型肝炎（HBV）やC型肝炎（HCV）などの肝炎ウイルスから、腎障害が引き起こされることもあります。腎臓が、肝臓と深い関係をもっているためです。

B型肝炎やC型肝炎は、ウイルスに感染することで肝臓に炎症が起こる病気です。慢性肝炎から肝硬変、肝がんへと進展する可能性があります。

これらの病気から肝臓の機能が低下すると、腎臓への血流が悪くなり、同様に腎臓では、尿をつくる量が減ります。

尿として排泄されるはずの老廃物が体内に残り、やがて全身の臓器などに悪影響が出てきます。また、さまざまな物質の解毒を行っている肝臓の負担ともなります。悪循環から、腎臓機能がさらに低下してしまうのです。

肝炎が急激に悪化した場合、腎不全につながることもあります。

ネフローゼ症候群

ネフローゼ症候群は、糸球体が傷ついて尿にたんぱく質が異常に漏れ出てしまう状態です。排尿の際に、尿が泡立つことで、気づくこともあります。

1日にたんぱく質が、3.5g以上と大量に尿とともに排出してしまうため、血液中のたんぱく質が不足する「低たんぱく血症」になり、脂質異常症やむくみなどもあらわれます。

また、腎不全、肺梗塞や心筋梗塞などの血栓症などを合併する危険もあります。

ネフローゼ症候群には、腎臓病が原因の一次性のものと二次性のものがあります。

二次性のネフローゼ症候群の原因となるのは、糖尿病性腎症やループス腎炎、腎アミロイドーシス、感染症などがあります。

「ネフローゼ症候群」は2つの原因に分けられる

一次性

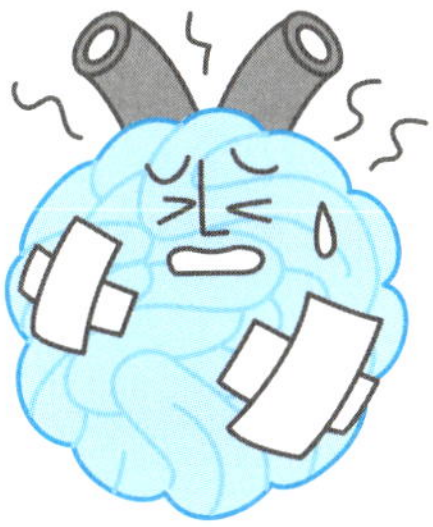

腎臓病で糸球体が
障害されて起こる

二次性

顔のむくみ

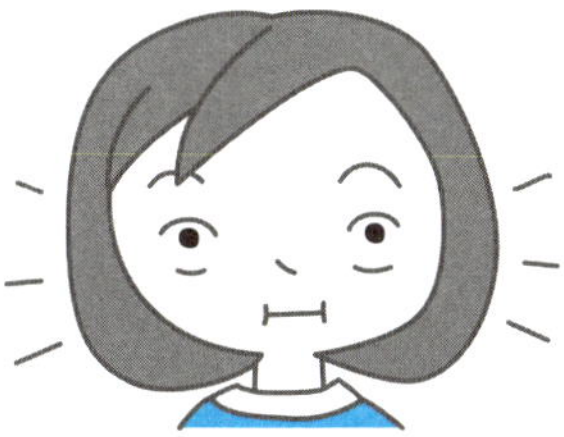

糖尿病などを原因
として起こる

保存期腎臓病について

●末期腎不全への進行を防ぐには

腎臓病は大きく2つに分けることができます。一つは、急激に腎臓の働きが低下し、緊急に透析療法を必要とすることが多い急性腎不全（急性腎障害：ＡＫＩ）で、もう一つは、比較的ゆっくりと進行するがある時期をすぎると回復が難しくなる慢性腎臓病（ＣＫＤ）です。ＣＫＤは、末期腎不全透析療法に進行しやすいことと心血管疾患（狭心症、心筋梗塞、脳卒中など）を起こすリスクが高いことがあげられます。ＣＫＤは糸球体濾過量（ＧＦＲ）とアルブミン（たんぱく）尿からステージ〈病期〉分類されています。最近の検討でもステージＧ３ｂから4、5に進行するにしたがって透析療法に進行する頻度が高くなってくることが明らかにされています。健診や外来受診時のデータから、現在自分がＣＫＤのどのステージに相当しているかを知ることで、かかりつけ医や産業医を受診して適切な指導を受けてほしいと思います。

ＣＫＤから末期腎不全に進行する4大疾患は、糖尿病性腎症、慢性腎炎（わが国では、ＩｇＡ腎症が多い）、高血圧性腎硬化症、多発性嚢胞《のうほう》腎です。これらの発症にはいずれも遺伝的要因が関わっています。ご両親や祖父母にこれらの疾患がみられた人は特に早期発見・早期治療に取り組んでください。一方、環境要因（特に生活習慣の乱れ）もＣＫＤの発症と進行に関わっていますので、生活習慣の修正に努めることはとても重要です。

●糖尿病性腎症

高血糖と高血圧の厳格な管理が重要です。特にたんぱく尿を改善するために有効なＲＡＳ阻害薬を早期から服薬することが大切です。

●ＩｇＡ腎症

上気道感染や腸炎などに注意し、扁桃炎には適切な治療が必要です。わが国では、扁桃摘出術＋副腎皮質ステロイドホルモンの短期大量療法が積極的に行われています。

●高血圧性腎硬化症

高血圧の持続によってたんぱく尿を呈し腎機能の低下をきたす疾患です。また、各種の腎臓病に高血圧を合併した場合にも腎機能の悪化をもたらします。高血圧は腎臓病の発症と増悪の両方の因子なので、厳格な管理が求められます。食事では、特に減塩が必須です。

●多発性嚢胞腎

遺伝的な疾患で、成人になると両側腎に数多くの嚢胞が認められるようになり、正常な腎臓組織を圧排《あっぱい》し腎機能の低下を引き起こします。最近用いられ始めた新しい利尿薬（バソプレシン拮抗薬）により総腎容積の減少が抑えられたとの報告がみられます。

慢性腎臓病の合併症

慢性腎臓病であらわれる、主な合併症には次のようなものがあります。

◉高カリウム血症

カリウムとは、体内では主に細胞内液に含まれ、体液の調整や心臓・筋肉の機能を助けています。

腎臓の働きが悪くなると、カリウムの排泄がうまくできず、カリウムの濃度が上がって高カリウム血症になります。手や口のしびれ、不整脈、筋力低下、味覚異常などがあらわれ、ひどいときは心停止にいたることもあります。

腎臓病は多くの合併症を起こす

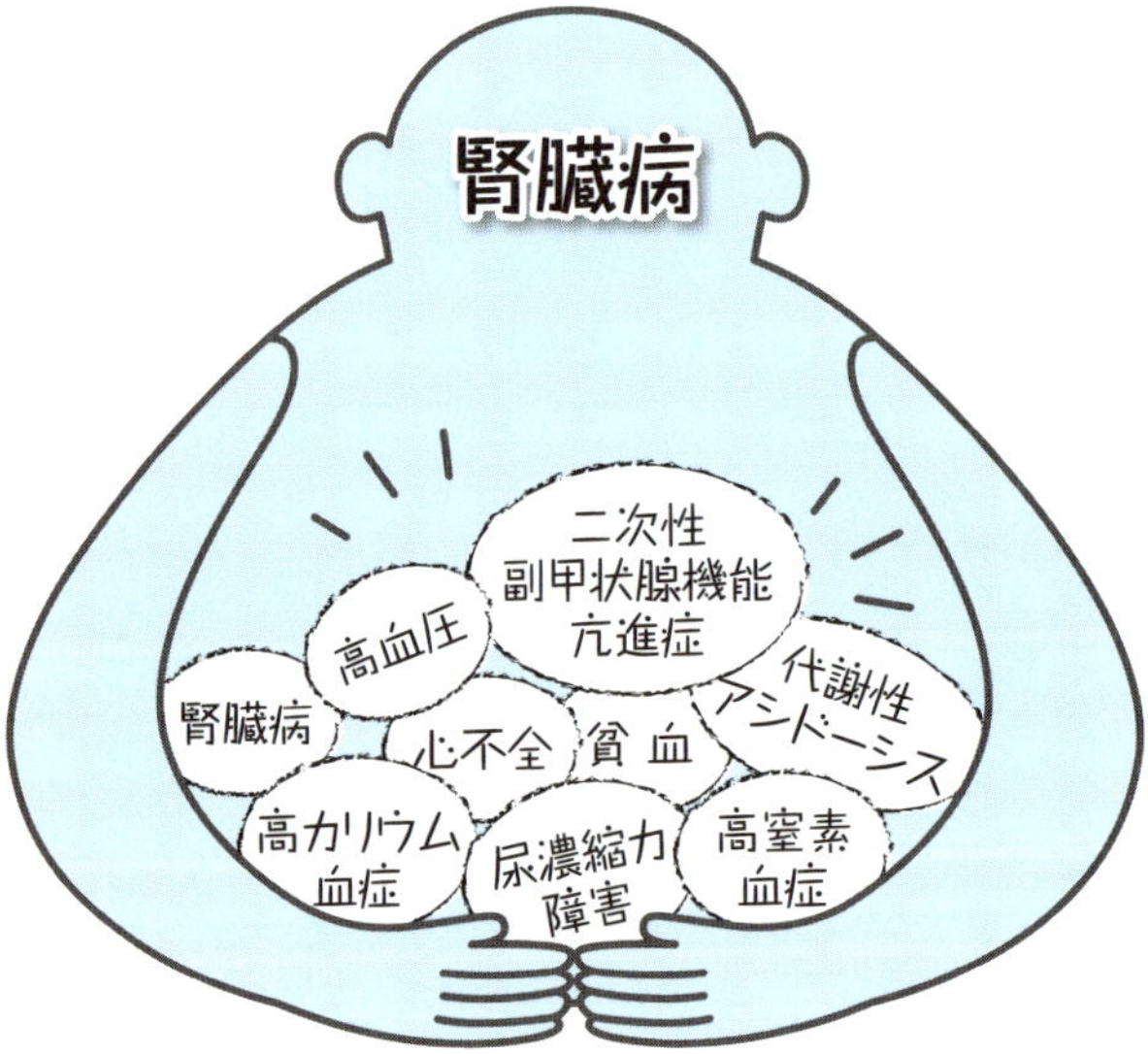

高血圧

腎機能が低下すると、体内の塩分の排泄がうまくいかなくなります。

すると、体内の塩分濃度を保とうする働きから、体内の水分量や血液も増え、血圧が上がってしまうのです。高血圧は腎臓への負担となり、ろ過機能を悪くしてしまう、というさらなる悪循環に陥ります。

心不全

慢性腎臓病が、心不全を引き起こしてしまうこともあります。

腎臓機能が低下すると、塩分や水分の排泄がうまくできなくなり、体内の水分量が過剰になります。すると、血圧が上がって心臓に負担となるのです。心臓がドキドキする不整脈や、顔や足のむくみ、息苦しさなどがあらわれます。

尿濃縮力障害

腎臓機能の低下により、十分に濃縮された尿をつくる能力も低下します。

健康な人体では、１日に約１５０Ｌの原尿がつくられ、腎臓で１・５Ｌまで濃縮されています。その機能がうまく働かなくなり、たくさんの尿が出る「多尿」や夜間にトイレに何度も起きる「夜間尿」になります。慢性腎臓病の症状のなかでは、早めにあらわれます。

高窒素血症

尿素窒素やクレアチニン、尿酸などは、た

んぱく質の代謝にともなって生じる、窒素を含む老廃物です。通常は、尿とともに排泄されるので、体内は一定以上の濃度になりません。

腎臓のろ過機能が低下すると、これらの物質の排泄がうまくできなくなり、血中の濃度が上がり、高窒素血症になってしまうのです。

食欲不振、悪心《おしん》（吐き気、胸のむかつき）などがあらわれます。

◉代謝性アシドーシス

通常、血液も含め、人体は弱アルカリ性に保たれています。

体内では、酸性の物質が多くつくられているのですが、腎臓が尿を酸性にして排泄することで、調整しているのです。

ところが腎機能が低下するとバランスが保てず、体内が酸性に傾いてしまい、二酸化炭素や乳酸などの酸性の物質が排泄されずに体内に蓄積されることで、さまざまな症状を起こします。これを代謝性アシドーシスといいます。

◉貧血

腎臓では、エリスロポエチンという骨髄に作用して、赤血球をつくるのを促進するホルモンがつくられています。

腎臓機能が低下すると、エリスロポエチンが不足し、赤血球をつくる量が減ります。

すると血液中の赤血球が不足し、貧血になるのです。「腎性貧血」といいます。動悸、息切れ、めまい、だるさなどがあらわれます。

◉二次性副甲状腺機能亢進症

慢性腎不全になると、腎臓でリンの排泄やビタミンDの活性化ができなくなります。活性化ビタミンDが低下すると、腸管からのカルシウムの吸収が低下してしまいます。

血液中のカルシウムが低下し、リンが排泄されず上昇することで、副甲状腺は刺激され、副甲状腺ホルモンの分泌を促します。

副甲状腺はそのまま長期間刺激され続けることで腫大し、やがて血液中のカルシウム値にかかわらず副甲状腺ホルモンが過剰に分泌され、血液中のカルシウム濃度が必要以上に高くなってしまいます。この病気を腎性副甲状腺機能亢進症といいます。

血液中のカルシウムは骨から流れ出たものです。そのためカルシウムが減少した骨はもろくなり、骨痛や骨変形・病的骨折などの原因になります。また、血液中のカルシウム濃度が高くなると、体のさまざまな場所へカルシウムが沈着（異所性石灰化）して、動脈硬化や心臓弁膜症、関節炎などを引き起こします。

腎臓病治療における人工知能（ＡＩ）の活用と医師の役割

今、人工知能（ＡＩ）の医療への活用が進んでいます。

医療の現場では、各種検査結果など、膨大な量の臨床データが発生します。今まで十分に活用されてこなかった、いわゆるビッグデータです。これを人工知能で解析し、医療データベースを構築する取り組みが、腎臓病治療をはじめ、各分野で進められています。

電子カルテの普及により、広範な情報を集められるようになりました。さらに、大量のデータ処理が必要になるＤＮＡサンプルなどの協力を得て、病気の原因や治療法に役立てようとされています。

また、人工知能を活用した、食事療法の助言システムや腎臓分析システムなどは、実用化されつつあります。将来的には、人工知能が患者さん個人の検査結果から医療データベースを参照して、治療方針を立てることもできるようになると予想されています。

では、腎臓病治療に医師は必要なくなるのでしょうか。

人工知能は、大きな可能性を秘めた便利なツールですが、医師の代わりにはならないでしょう。

治療の主体は、あくまでも患者さんと医師の連携にあります。人工知能の活用で進むのは、情報へのアクセスです。医師はより確かな情報をもとに患者さんに向き合い、患者さん一人ひとりに合った細やかな指導が行われるようになるのではないでしょうか。

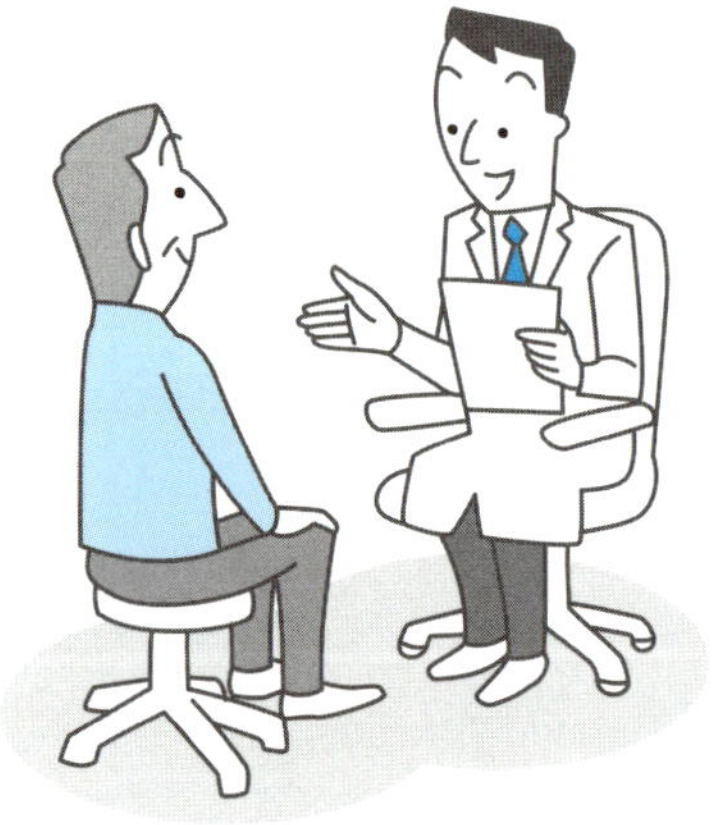

第3章

腎臓病が進んでいる方へ
——腎不全透析療法でのQOLの向上

腎臓の機能が著しく低下してしまった場合、透析療法を受ける必要があります。透析療法を導入した患者さんが生活の質を落とさないための方法について、ご紹介します。

腎不全透析療法とは

◉透析療法はどの段階で検討されるか

腎臓病が進行し続けると、やがて腎臓の機能がほとんど働かなくなる末期腎不全になります。残念なことに日本で末期腎不全になる人は、1年間で約3万9000人（日本透析医学会2015年末調査結果から）と、決して少ない数ではありません。

末期腎不全になると、血液中の老廃物や余分な水分を体外にうまく排泄できなくなります。これにより尿毒症が起きて、吐き気や嘔吐、食欲不振、倦怠感、むくみ（浮腫）、息切れ、頭痛、呼吸苦などの症状があらわれます。体にとって大きな負担になっていることはもちろん、患者さん本人もつらく感じることが多いものです。

末期腎不全まで腎臓病が進行してしまうと、腎臓の状態の回復は望めません。また、前の病期までに適用していた薬物療法や食事療法では、症状が改善したり、進行を抑えることはできなくなってしまいます。やがて、命の維持が危うくなるほど深刻な状態を迎えます。

この段階で選択肢として考えられるのが、透析療法と腎移植です。

腎移植は、機能しなくなってしまった腎臓に代えて、別の腎臓を移植するものです。新たな腎臓を得ることで腎臓の働きは回復しますが、当然移植するための腎臓のドナー（提供者）が必要となるなど、さまざまな制約があります。

透析療法は、腎臓の代わりに人工的な手段を用いて、血液中のクレアチニンや尿素窒素などの老廃物や余分な水分を取り除き、酸やアルカリの調整などを行うものです。

透析療法をいつ開始するかは、慢性腎臓病（ＣＫＤ）の重症度でグループＧ５になって、尿毒症状があらわれた場合に検討に入ります。そこでは腎臓病の種類や心血管障害などの合併症の進行度、患者さんの生活にどれほど障害が出ているかなども併せて総合的に判断します。

数値的には、腎機能が健康な状態の10％以下（ｅＧＦＲで８ml／分／１・73未満）、になるか、血液検査で血清クレアチニンが８・０ml／dl以上となったときがひとつの目安となります。ただし、むくみがひどかったり呼吸困難がみられる場合など、これらの数値に達していなくても、透析療法を採用することがあります。

透析を行えば老廃物などが排泄され、血液など体液のバランスが健康なときのようになります。しかし、それは一時的なもので、そのまま生活していれば、生命活動によって生じた老廃物が再び血液に溜まってきます。したがって、透析療法は定期的に行わなければならず、一生続きます。

このことから、透析療法の導入に、心理的な抵抗を感じる患者さんは少なくありません。

しかし、透析療法は、症状が進んでしまった腎臓病の患者さんにとって、命を維持し、健やかに過ごすために、欠かせないものなのです。

透析療法には、「血液透析（Hemodialysis、ＨＤ）」と「腹膜透析（Peritoneal Dialysis、ＰＤ）」があります。血液透析は、血液を体外に一度出してダイアライザーという機器に通すことでろ過してから体内に戻す方法で、腹膜透析は、患者さんの腹膜を使ってろ過する方法となります。それぞれ特徴があるので、詳しく説明しましょう。

●血液透析（ＨＤ）

血液透析は、血液をポンプで体外に出し、ダイアライザーという血液透析機（人工腎臓）に通して浄化する療法です。

広く行われている透析療法で、透析患者の約97％が選んでいます。

ダイアライザーは、直径０・２〜０・３㎜ほどの細いチューブが約1万本あります。このチューブは、透析膜というごく小さな穴の空いた膜でできています。この穴は、尿毒素や細菌により産生された毒素、ナトリウムなどの電解質は通しますが、赤血球や白血球、血液中のたんぱく質、細菌などは通しません。チューブの外側には、ナトリウムやカリウム、カルシウムなど、人体に必要な電解質を溶かした透析液が流れています。

体外に出た血液はポンプによりダイアライザーに送られ、チューブのなかを流れる間に透析膜から、尿毒素などの老廃物や毒素が透析液に溶け込み、必要な電解質が供給されて血液のバランスが整えられるのです。

ちょうど、腎臓のなかの糸球体と同じように、血液を浄化するのです。

きれいになった血液は、患者さんの体内に再び戻されます。

ダイアライザーに送り込まれる血液は、1分間に200～300mlほどで、通常1回の透析には4～5時間ほどかかります。患者さんは、週に3回、血液透析を受ける必要があります。

学校や仕事のある患者さんにとって、週に3回の透析療法は負担に感じられるかもしれません。しかし、夕方以降に透析療法を受けられる夜間透析施設に通うなど、工夫して続けている人も多くいます。また、自宅に透析の機器を置いて、患者さんや家族が透析を行うケースもあります。

血液透析を行う際は、体のどこかから血液を出し、ダイアライザーで浄化された血液を戻さなくてはなりません。この出入り口をバスキュラーアクセスといいますが、主に「内《ない》シャント」と「カテーテル」が使われます。

シャントとは、血管と血管の間に本来とは別に作るルートをいいます。血液透析では、手首の近くの動脈と静脈をつなぐ血管内シャントを行いますが、これが内シャントです。

内シャントを行うと、動脈から静脈に血液が流れるために、静脈の血管が太くなり、流れに勢いが出て血流量も増えます。そこで、静脈に2本の針を刺して、血液の出入り口とするのです。

血液透析のしくみ

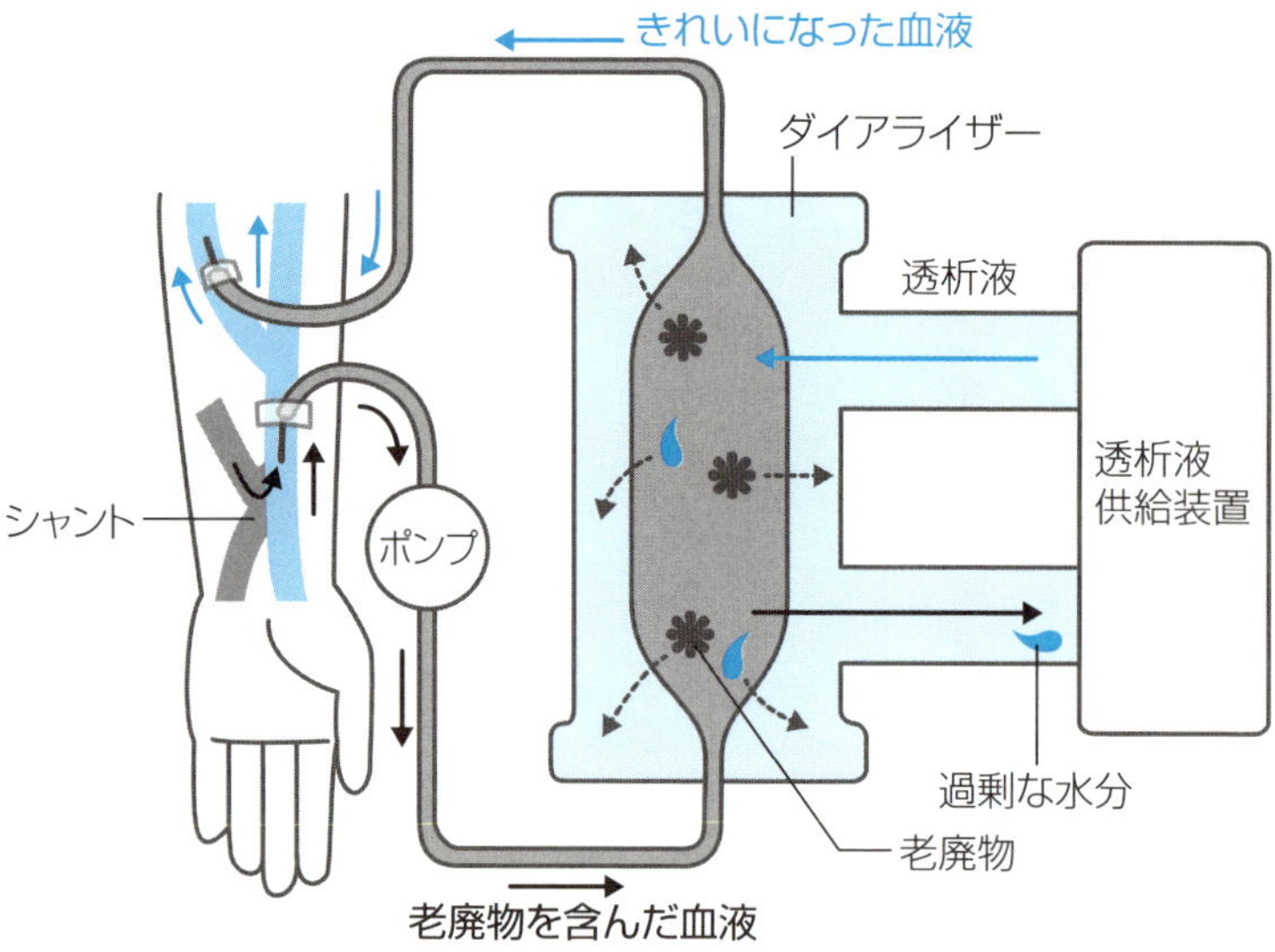

この出入り口は、ブラッドアクセスとも呼ばれます。

内シャントは、血液透析をはじめる1カ月〜2週間前に作ります。静脈が細い場合は、人工血管を移植することもあります。

静脈が細すぎて内シャントが作れない場合や突然血液透析が必要になったときに使われるのが、カテーテルです。

これは、足の付け根や首の血管などにカテーテルを入れて血液の出入り口とする方法です。1本のカテーテルまたは、チューブの内腔が2つになったものは、ダブルルーメンカテーテルと呼ばれています。

ほかに、前腕の動脈に針を刺す「動脈直接穿刺」で行うこともあります。

バスキュラーアクセスは、シャントでもカ

テーテルでも、管のつまりや感染症、出血などの危険があります。シャントやカテーテルを長く使用できるよう、十分に注意する必要があります。

◉腹膜透析（ＰＤ）

腹膜透析は、文字通り自分の腹膜を透析膜として使う透析療法です。現在、透析療法を受ける患者さんのうち、約３％が選択しています。

腹膜とは、お腹のなかで肝臓や胃、大腸、小腸などの内臓を包んでいる薄い膜です。腹膜は袋状になっており、これが腹腔です。腹膜は広げると、１・７～２㎡にもなります。これは、体の表面積と同じぐらいです。この腹膜を透析膜とするのです。

腹膜透析では、カテーテルを設置して透析液を腹腔のなかに入れます。すると腹膜を通して血液中の老廃物や毒素、余分な水分が透析液に移動します。その透析液を再びカテーテルから排泄することで、血液をきれいにするのです。

腹膜透析では、日中に何回か透析液を交換するＣＡＰＤ（Continuous ambulatory peritoneal dialysis、持続携行式腹膜透析）と、就寝中にサイクラー（自動腹膜還流装置）という機械で透析液を交換するＡＰＤ（Automated peritoneal dialysis、自動腹膜透析）があります。

ＣＡＰＤでは、まずバッグの透析液を腹腔内に入れます。次の交換時には、腹腔内の透析液をもとのバッグに戻す廃液の作業を行い、

腹膜透析のしくみ

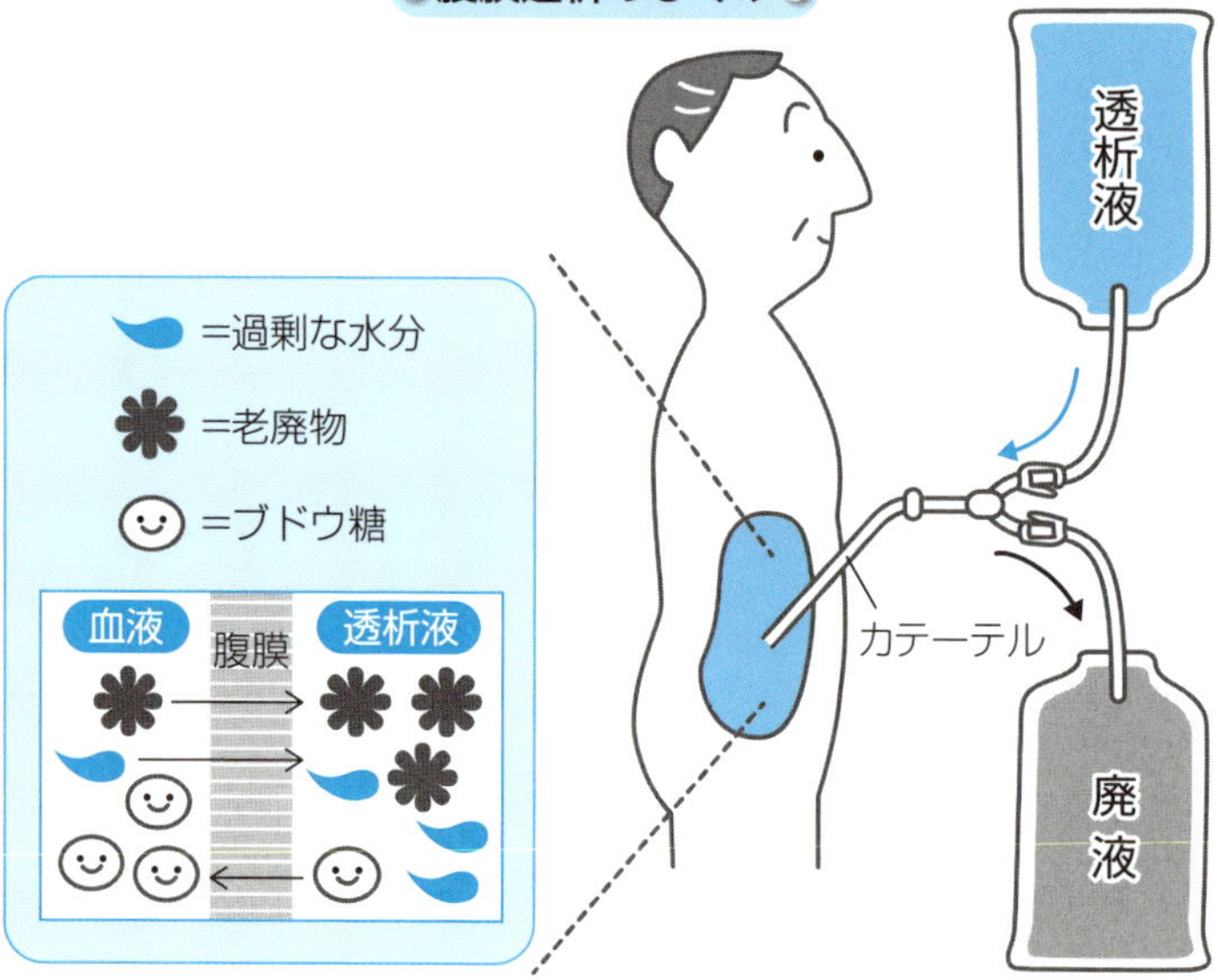

次に新しいバッグから透析液を腹腔内に再び入れる注液を行います。

交換にかかる時間は、1回につき30分ほど。透析液の量や1日の交換回数などは、患者さんの年齢や体の状態、ライフスタイルなどに合わせて変わります。

APDは、サイクラーを使って就寝時に自動的に透析液の交換を行います。寝室に機械を置くスペースや電源を用意する必要がありますが、昼間は比較的自由に活動できるのが利点です。

CAPDでもAPDでも腹膜透析は、血液透析に比べて大規模な装置が必要ありません。家庭や職場で透析が行えるため通院も2週間から1カ月に1度程度と少なくて済み、学業や仕事などへの影響が少なく、透析療法前と同じ生活を守りやすいといえます。

ただ、腹膜透析は腹膜に負担がかかるため、5～8年が限度とされています。その後は、血液透析を行うことになります。

また、腹膜透析では、腹膜に感染症などを起こしやすく、自宅などでの透析の作業に、しっかりとした管理が必要です。腹腔内に透析液を入れることから、スポーツなどで強い腹圧がかからないように気をつける必要があります。

◉透析による合併症

透析療法は、完全に腎臓の代わりとなるものではありません。そのため、どうしても合併症のおそれもあります。

血液透析、腹膜透析に関わらず、透析療法を受けている人に共通して起きる可能性のある合併症は、貧血、ＣＫＤにおける骨・ミネラル代謝異常（ＣＫＤ－ＭＢＤ）（腎性骨異栄養症）、動脈硬化症、感染症、透析アミロイドーシスなどがあります。

●貧血

腎臓で本来つくられているエリスロポエチンというホルモンが分泌されなくなり、また赤血球の寿命が短くなることから、透析療法を受ける多くの患者さんに貧血があります。症状は、動機や息切れ、めまいなどがあらわれます。

●ＣＫＤ－ＭＢＤ（腎性骨異栄養症）

腎臓機能の低下から活性型ビタミンＤの活

性化障害が起き、体内のカルシウムとリンのバランスが乱れて、骨からカルシウムが溶け出し、骨がもろくなってしまいます。

●動脈硬化症

透析療法を受けている人で、高血圧や脂質異常症、カルシウム代謝異常も併発するケースが少なくありません。この場合、動脈硬化が進んで、手足がしびれる閉塞性動脈硬化症や脳梗塞《こうそく》、脳出血、心筋梗塞などにつながるケースもあります。

●感染症

腎臓機能の低下から免疫力も低下しているため、感染症にかかりやすくなります。内シャント部の感染や尿路感染、肺炎などに注意が必要です。

●透析アミロイドーシス

透析では、β_2ミクログロブリンという物質が、十分に除去できません。そのため、透析療法の期間が長くなると、β_2ミクログロブリンからなるアミロイドという物質が全身の骨や関節、内臓に沈着する透析アミロイドーシスを起こします。症状として、痛みやしびれ、手首や肩関節の痛み、握力の低下などがあります。

●その他

その他、尿毒素やカルシウムが沈着することでかゆみが起きたり、悪性腫瘍（がん）の発生率が高まったりします。

ステージ G1
ステージ G2
ステージ G3
ステージ G4
ステージ G5

●血液透析特有の合併症

血液透析に特有の合併症で多いのは、血圧降下です。透析中に水分を除去するため、血圧が下がり、あくび、頭痛、吐き気、筋肉のけいれんなどが起きることがあります。

また、透析をはじめたばかりの時期に起きやすいのが、「透析不均衡症候群」です。透析では、本来の腎臓の働きに比べ短い時間に血液中の老廃物や水分を取り除きます。そのため、血液と細胞の間で、水分や成分の濃度に差ができてしまい、頭痛や吐き気、嘔吐、筋肉のけいれんなどの症状を引き起こすことがあるのです。透析不均衡症候群は、透析に体が慣れてくれば、自然に解消されます。また、透析中に、血液量やカリウムやカルシウムなどの電解質の量が急に変わることで、不整脈が起きることもあります。

●腹膜透析特有の合併症

腹膜透析の合併症で発症しやすいのは、腹膜炎です。腹膜透析では、腹膜のなかに透析液を注入する操作を患者さん本人か家族などが行います。このとき手などが清潔でないと、腹膜が感染して、腹痛や発熱、排液の濁りなどがあらわれます。また、カテーテルの出口部にも注意が必要です。ここから感染を起こすこともあります。

腹膜透析が長期になると、腹膜硬化症（ＥＰＳ、被嚢《ひのう》性《せい》腹膜硬化症）を起こすこともあります。これは、腹膜が劣化することで腸管と癒着して、かたまりになってしまうもので す。腸管が動かなくなり、吐き気や嘔吐、便秘などが起きます。腹膜硬化症になれば、血液透析に移行しなければなりません。

このように、透析療法には、いくつかの選択肢と合併症など危険があります。

腎臓機能が低下してきたら、これらの点もふまえて、透析療法への切り替え時期や方法などを選択しなくてはなりません。

透析療法は、日常生活への影響も小さくないので、主治医とよく相談のうえ、自分に最も合ったものを選ぶことが大切です。

◉医療現場から透析療法を受ける患者さんへのメッセージ

わが国は、健康に対する啓発活動・意識の高まりや、質の高い医療の充実（医療技術の進歩）により飛躍的に寿命が延びています。世界に冠たる国民皆保険制度もその役割を十分に果たしてきました。

２０１６年の時点で女性の平均寿命は87・14歳、男性のそれは80・98歳と報じられ、１００歳を超える高齢者は６・５万人を超えています。まさに今、わが国は超高齢社会の真っただなかにいます。

それと同時に透析療法の導入（開始）年齢も高齢化し、高齢透析患者さんが増えてきています。透析導入時平均年齢は、女性70・95歳、男性68・37歳です。それを逆にみると患者さんとご家族、医療スタッフとの共同作業により腎機能の低下を防ぎ、透析療法への進行を遅延させることができてきた結果ともいえます。しかし、寿命から考えるとこれからは導入後短期間で亡くなられる方も多くなり、維持透析療法を受ける患者数はかなり減少するのではないかとの意見もみられます。

高齢者では一般に免疫能が低下しているため肺結核や肺炎、がんなどを併発しやすく、透析患者さんでは萎縮した腎臓からがんが発生することがあります。さらに糖尿病患者さんでは、動脈硬化による血行障害のうえに細菌の滅菌能や貪食《どんしょく》能の低下により、四肢の感染や壊死《えし》になりやすいと考えられます。高齢透析患者さんは、徐々に食欲の低下や嗜好の偏りなどにより栄養障害をきたしやすい状態にあります。

また、透析病院・クリニックへの送迎に自家用車やマイクロバスを使用している患者さんが多く、筋力の衰えが心配されます。地域によっては、自動車でなければ移動に問題が生ずることもあります。また、非透析日にはテレビの前に座ったままで動くことが少ない患者さんもいらっしゃるようなので、筋力の低下がいっそう進み、サルコペニアやフレイルといわれる衰弱した状態になる可能性があります。非透析日には、ウォーキング（歩行）や体操が勧められます。ＢＭＩ（body mass index：体格指数）と生命予後との関連をみると、ＢＭＩ値22を境に、痩せすぎても太りすぎても死亡との関連が強まるとされています。したがって、適正な透析条件のもとで安定した維持透析を行い、腎以外の病気についても定期的に検査し、適切な薬物療法と食事療法、運動療法（筋力の維持）を行うことで、「心温まる透析ライフ」の確立につながっていくものと思われます。

透析療法を続けながらＱＯＬを向上させるために

◉喫煙は病気を進行させる危険因子

透析療法を受けているからといって、ごく普通の生活をあきらめる必要はありません。

しかし、腎臓病の進行をなるべく抑え、その後のＱＯＬ（生活の質）を保っていくために、いくつか注意したいことがあります。

その一つが、喫煙です。

タバコの煙には、４０００種類以上もの化学物質が含まれ、うち２００種類以上が有害物質、50種類以上が発がん性の物質だとされています。健康な人であっても、これらを吸い込む喫煙の習慣は勧められるものではありません。

透析療法を受けていると、食事や時間に制限があるため、「せめてもの楽しみに、タバコはとっておきたい」と考える人もいるかもしれません。しかし、喫煙は透析患者さんには、絶対に避けたい悪習なのです。

何故なら、透析療法を受けている人は、動脈硬化が進みやすいからなのです。もともと喫煙は動脈硬化を促進する危険因子ですが、透析療法を受けている人は、健康な人にくらべてリンやカルシウムなどミネラルの代謝バランスが崩れやすい状態です。この影響で血管が石灰化して、より動脈硬化が進んでしまい、脳梗塞や脳出血、心筋梗塞などの血管疾患につながりかねません。

また、動脈硬化は、高血圧を進行させてしまいます。第1章でも説明したように、高血圧は腎臓病を悪化させる因子でもあります。つまり、高血圧と腎臓病の悪循環をさらに進めてしまうというわけです。

さらに、免疫力の低下している透析患者さんが、タバコの煙から発がん性物質を取り入れれば、がんのリスクも高まります。

まだ喫煙しているという人は、すみやかに止めましょう。また、たとえ喫煙習慣がなくても、副流煙を吸った場合は同様の悪影響を受けます。副流煙には、喫煙者の吸う主流煙よりも有害物質が多く含まれているとされています。例えばニコチンの場合、副流煙には主流煙の2・8倍含まれているのです。家族や同居している人に透析療法を受けている人がいる場合、喫煙には配慮が必要ですし、できれば禁煙しましょう。

透析患者さんは、職場などでもなるべく喫煙所や煙の流れてくる場所を避けるようにしましょう。

●短時間睡眠や睡眠障害に注意する

腎臓病患者さんにとって、十分な睡眠をとる必要があるのはいうまでもありません。

しかし、透析療法を受けている患者さんでは、睡眠に問題を抱えている人が少なくないのです。

透析患者さんの2人に1人が不眠を経験しており、3人に1人が睡眠薬を使用しているという調査もあります。実際に、多くの患者さんが、ぐっすり眠れないという不満をもっています。

実は、透析患者さんの睡眠が不十分なのは日本だけでなく、世界でもアンケートなどの結果に出ています。

睡眠不足という自覚はなくても、昼間に強烈な眠気を感じる人もいます。これも、夜間に十分な睡眠がとれていないことから起きているものです。

透析患者さんが不眠になりやすい理由は、毎日の透析中に寝てしまい、睡眠リズムを崩して、夜間の不眠につながってしまうことがあります。また、かゆみが原因となることもあります。透析を受けた後、夜にかゆみが強くなって眠れなくなるものです。

十分な睡眠をとることは、気力や体力を回復させ、前向きに腎臓病治療に取り組むためにも大切です。

睡眠の問題は、単に生活の満足度を下げるということにとどまりません。

近年、睡眠不足や睡眠時無呼吸症候群（119頁参照）が、各種ホルモン分泌や体温の変化など生体リズムを崩し、糖尿病や高血圧に関係することがわかってきています。

また、食欲に関係するホルモンに影響を与えて、肥満や食欲低下によるやせなどの問題も引き起こします。これは、腎臓機能の低下している患者さんにとって無視できないものです。

睡眠に問題をかかえている人には、「睡眠障害対処12の指針」が、解決のヒントになります。自分の生活を振り返って、改善できるものから取り組んでみるといいでしょう。

●睡眠障害対処12の指針

1．睡眠時間は人それぞれ、日中の眠気で困らなければ十分

睡眠時間が長い人、短い人がいます。年齢や季節によっても変化します。８時間睡眠にこだわる必要はありません。

2．刺激物を避け、眠る前には自分なりのリラックス法

カフェインなどの刺激物は、睡眠を妨げる原因となります。就床前４時間のカフェイン摂取、禁煙を実行できていない人でも、就床前１時間の喫煙は避けましょう（44、115頁も参照）。軽い読書や音楽、ぬるめの入浴、香り、筋弛緩トレーニングなどでリラックスするのが、おすすめです。

3．眠たくなってから床に就く、就床時刻にこだわりすぎない

あまり、眠ろうとする意気込みが強いと、かえって頭が冴え寝つきが悪くなります。

4．同じ時刻に毎日起床

「早寝早起き」ではなく、早起きが早寝につながります。

逆に、日曜日に遅くまで寝てしまうと、月曜の朝がつらくなります。

5．光の利用でよい睡眠

目が覚めたら、日光を取り入れて体内時計をスイッチオンしましょう。体内時計を整えるのに役立ちます。夜は明るすぎない照明を。

6. 規則正しい3度の食事、規則的な運動習慣

朝食は心と体の目覚めに重要です。夜食はごく軽くにしましょう。運動習慣は熟睡を促進します。

7. 昼寝をするなら、15時前の20～30分

眠気を抑えるための昼寝にも注意が必要です。昼寝を長くしてしまうと、かえってぼんやりすることに。また、夕方以降の昼寝は夜の睡眠に悪影響が出ます。

8. 眠りが浅いときは、むしろ積極的に遅寝・早起きに

寝床で長く過ごしすぎると熟睡感が減るので、起床時間を早くすることが解消のカギに。

9. 睡眠中の激しいイビキ・呼吸停止や足のぴくつき・むずむず感は要注意

これらのくせの背景には、「睡眠時無呼吸症候群」や「むずむず脚症状群」、「睡眠時周期性四肢運動障害」など、睡眠に関わる病気があるケースもあります。睡眠外来などの専門医にかかる必要があります。

10. 十分眠っても日中の眠気が強い時は専門医に

長時間眠っても、日中の眠気があり、仕事や学業に支障がある場合は専門医に相談しましょう。ナルコレプシー（日中の強い眠気発作）などが隠れていることもあります。車の運転に注意しましょう。

11. 睡眠薬代わりの寝酒は不眠のもと

睡眠薬代わりにしてしまいがちな「寝酒」は、深い睡眠を減らし、かえって夜中に目覚める原因となります。

12. 睡眠薬は医師の指示で正しく使えば安全

必要ならば睡眠薬の服用も一つの方法です。いたずらに恐れることなく、一定時刻に服用し就床、アルコールとの併用をしないなど、医師の指示を守って、上手に使いましょう。

＊「睡眠障害対処12の指針」：厚生労働省 精神・神経疾患研究委託費
睡眠薬の診断・治療ガイドライン作成とその実証的研究班
平成13年度研究報告書より

◉うつ傾向・うつ病への対策

透析療法を続けていくうえで大切なものに、患者さん本人の心の問題があります。透析療

睡眠時無呼吸症候群とＣＫＤ

睡眠時無呼吸症候群とは、眠っている間に、何回も呼吸が止まる病気です。1時間に5回以上、それぞれ10秒以上呼吸が止まる場合に疑われますが、自覚がないこともあります。

実は、多くの慢性腎臓病の患者さんが、睡眠時無呼吸症候群を合併しています。透析患者さんでは50〜70%、保存期の患者さんでも半数程度の方に睡眠時無呼吸症候群があるという報告もあります。

睡眠時無呼吸症候群は、睡眠の質を下げるだけでなく、高血圧を招き、心肥大や心筋梗塞などの心臓病にもつながる怖い病気です。

いびき、日中の強い眠気やだるさ、夜中に何度も目がさめる、起床時に口のなかが乾燥しているなどがある場合は、睡眠時無呼吸症候群を疑い、主治医に相談してみましょう。

法を受けるなかで、気持ちが落ち込んでしまう患者さんが少なくありません。

透析療法をはじめるとき、誰もが少なからずショックを受けるものです。多くの患者さんは、それまでも腎臓病の治療を受けており、悪化させないために食事療法や運動など、さまざまな努力をしています。

しかし、透析療法導入となると、「努力が足りないから透析療法になってしまった」「がんばっていたのに透析か」など、ネガティブな受け止め方になってしまうことがあるのです。

また、透析療法を続けていくなかでも、治療における体への負担やストレスが積み重なったり、将来への不安を感じたりします。その結果、気分が落ち込みがちになり、うつ的傾向が強まると、やがてうつ病を発症してしまうことも多いのです。

それらの感情を否定したり、無視するのではなく、悪化させないことが大切です。怖いのは、うつ傾向やうつ病になって、透析療法や食事療法などに取り組む気力が失われ、腎臓病やその他の病気が進んでしまうことです。

うつ病の前ぶれである食欲低下や不眠、頭痛，めまい、動悸、しびれなどの症状がでてきたら、注意しましょう。さらに、疲労感や気力の低下をはじめ、思考力・判断力・集中力などの低下が症状としてあらわれることもあります。「こうなったのも自分のせいだ」「自分にできることはない」などと自分を責めてしまったり、死について繰り返し考えるのも、うつ傾向やうつ病の兆候です。体調の変化や不安なことがあれば、主治医に相談しましょう。必要ならば、専門医（精神科など）を受診します。

また、自分を責めてしまう考え方を変えるのも効果的です。確かに、腎臓病の治療では、透析療法に至らないように病気を進ませないことを大きな目的としています。しかし、さまざまな治療をもってしても、病気の進行は完全にコントロールできるものではありません。たとえ適切な治療を受け、食事療法などに取り組んでいても、透析療法を必要とする状態になることはあります。

しかし、それまでの治療が無駄だったわけではありません。治療を受けることで、透析療法導入の時期を遅らせることができたり、よりよい状態で透析療法を受けられるようになっているのです。

透析療法は終わりではなく、新しい治療のスタートです。慣れてくれば、工夫をして旅行や趣味など、自由に楽しめることが多いのです。透析を枷《かせ》と考えるのではなく、人生にさらなるチャンスを与えてくれる道具だと考え、楽しみをみつけるよう心がけてみましょう。

◉患者と家族のコミュニケーション

透析療法を受けているなかで、もう1つ重要な意味をもつのが、家族との関係です。

透析患者さんは、透析療法を受けるにあたって、時間や行動が制限されてしまいます。また、食事や水分摂取など、毎日の管理が必要です。透析療法が一生続くことへの不安もあります。誰もが少なからずプレッシャーを感じる状況といえるでしょう。

そんな患者さんの大きな支えとなるのが、家族です。まず、大切なのはコミュニケーションを意識して取ることです。「これぐらいはわかるだろう」「グチはいいたくない」などと心に溜めてしまわず、治療のこと、食事のことなど、きちんと伝えるようにしましょう。

ご家族の方も、患者さんのつらさに寄り添い、しっかりフォローしてあげることが大切です。食事や生活面など基本的に自己管理が大切ではありますが、ご家族のサポートも欠かせません。

家族との会話は、気分転換やストレス解消にも役立ちます。そして、忘れたくないのは笑顔です。病気の治療は、よりよい人生を送るために行っているものです。日々の生活を楽しいと感じていたいもの。

何か困ったことがあっても、家族みんなで笑って乗り越えていける、そんな雰囲気づくりが大切です。

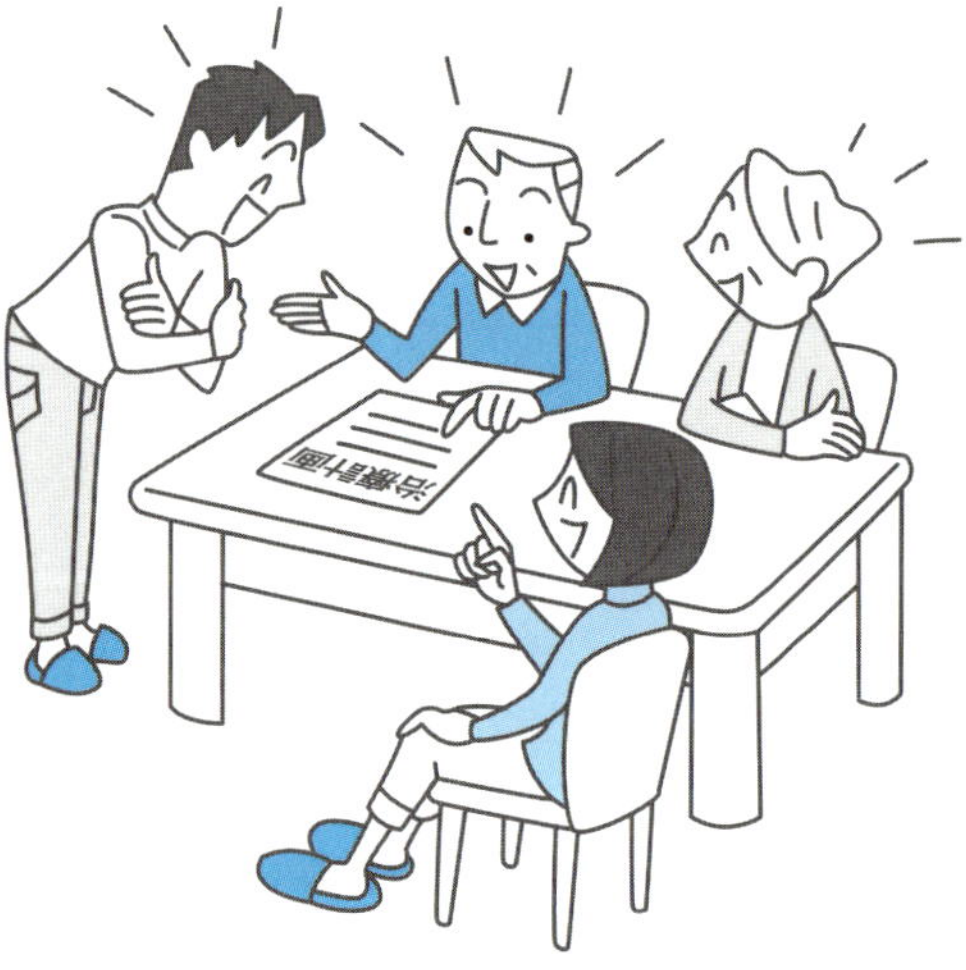

運動でQOLを向上させる

◉ロコモティブシンドロームとサルコペニアとは

透析患者さんの生活に、ぜひ加えて欲しいものが運動の習慣です。

腎臓病というと、「安静にしていなければならない」というイメージがまだ残っており、運動をためらってしまう人もいます。

確かに、透析療法に入る前の保存期には、運動を止められます。運動により筋肉を使うことで、クレアチニンや尿素などの老廃物がつくられてしまい、腎臓がそれを排泄しようと働きます。また、汗をかくことで体内の水分量が変化するため、腎臓が調整しなければなりません。通常ならば問題にならない程度の変化であっても、保存期の弱っている腎臓にとっては重い負担となってしまうのです。

しかし、運動しないことは、腎臓病にとって必ずしもよいわけではありません。

まず、運動をしないことで、使われない筋肉が落ちてしまい、筋力・体力ともに低下します。実際に透析患者さんは、筋力・体力が低下していることが多いのです。もちろん、透析患者さんは比較的高齢の人が多く、加齢とともに筋力や体力が自然と落ちることの影響もあるでしょう。しかし、それ以上に低下が進んでいることが多く、同年代の健康な人の60％程度だとする調査もあります。

透析患者さんは、透析により一定の時間をベッドで横になっていることが多くなります。透析で疲れてしまい、家に帰ってからも休んだり、あまり活発に活動しないことが多いのに加えて、透析患者さんは健康な人と比べ、ホルモンバランスや老廃物の排泄が乱れているため骨や関節が弱くなりやすくなっています。

つまり、透析患者さんは、体力が低下していることが多く、それも急速に衰えていきやすいのです。

ところが、体力が低下して筋肉を失うことは、新たな問題につながります。ロコモティブシンドローム（Locomotive Syndrome、ロコモ）とサルコペニア（Sarcopenia）という言葉を聞いたことはあるでしょうか。

ロコモティブシンドロームとは、日本語では運動器症候群といい、運動器の障害により移動機能の低下をきたした状態を指します。

運動器の障害とは、筋肉や骨、軟骨、椎間《ついかん》板《ばん》などで、これらのいずれか、あるいは複数に障害が起きると、立ったり歩いたりする機能が低下してしまいます。そうなると、日常生活に支障が生じ、寝たきりや要介護の状態につながってしまいます。

サルコペニアは、ギリシャ語のsarx（サルコ、筋肉）とpenia（喪失、ペニア）を合わせてつくられた言葉で、加齢や病気によって筋肉量が減り、全身の筋力と身体能力が低下してしまうことです。

一度サルコペニアになると、身体能力の低下から日常での活動量が減り、さらに筋肉が減ってしまうという悪循環に陥りやすくなります。

ロコモティブシンドロームもサルコペニアも、比較的新しい概念です。超高齢化社会の日本では、これらに陥る人が急激に増えており、寝たきりや要介護状態の原因となることが問題になっています。

ロコモティブシンドロームもサルコペニアも、加齢により陥りやすいのですが、透析患者さんは、より注意しなくてはならない問題です。

近年の研究により、運動習慣のある透析患者さんは、運動習慣のない透析患者さんに比べ、生存率が高いこともわかってきました。

多くの医師が、透析患者さんに運動をすることを積極的に薦めています。運動により血流がよくなることで、透析の効果が上がったり、貧血が改善する効果もあります。心身が安定し、安眠につながるのも見逃せません。

ロコモティブシンドロームやサルコペニアを防ぎ、生き生きとした生活を送るためにも、運動を取り入れましょう。

筋力を維持して、寝たきり予防

運動を取り入れるといっても、どんな運動でもよいわけではありません。

まず、激しいスポーツはすでに主治医から禁止されていることが多いでしょう。

透析患者さんが行う運動として、最も手軽で効果も得やすいのがウォーキングです。

どこでもはじめられ、自分のペースで、自分に合った時間行えるのがよいところです。

隣の人と会話を楽しめるくらいのスピードで、10分ほど疲れない程度の時間から始めます。体力が低下している場合は、ゆっくりでも休みながらでもかまいません。体が慣れてから、徐々に増やしていくとよいでしょう。

ウォーキングの効果としては、足の筋肉へのトレーニングと思う人が多いと思いますが、ウォーキングは正しく行えば、体幹や上肢の筋肉にも効果があります。また、鍛えられるのは筋肉だけでなく、心肺機能の改善や骨粗しょう症予防の効果もあります。

また、スクワットなどの筋力をつけるための運動もお薦めです。

加齢とともに、腸腰筋や大腰筋、大腿四頭筋といった歩くときに使う筋肉が減りやすくなります。腎臓病の患者さんでも同様なので、ぜひ鍛えたい筋肉です。

スクワットは、肩幅に足を開いて立ち、背筋を伸ばしたままゆっくり腰を落とし、再びゆっくり立ち上がります。体力が低下している場合は、壁やテーブルなどに手をついて行いましょう。

スクワットも、楽すぎずきつすぎない、無理のない範囲で行います。慣れたら少しずつ増やしていきます。スクワットがきつい場合は、その場で歩くように足踏みする、足踏み運動などから始めてもよいでしょう。

最近では、透析中に運動を取り入れる病院もあります。運動の負荷を調節できるエルゴメーターという機械を使い、自転車こぎなどを行っています。透析に時間を取られてしまう透析患者さんにとっては、一石二鳥の方法といえるでしょう。

透析患者さんが運動をする際には、いくつか注意点があります。

まず、運動をスタートする前に、必ず主治医に相談しましょう。シャントを圧迫しないかなど、注意すべきことがあるからです。また、同じ透析患者さんでも、一人ひとり内臓や血管、骨の強さは異なります。運動をはじめた後も、体調に変化がないかなど、十分に注意します。

透析の直後は体のバランスが不安定になっていて、ふらつきや不整脈が出やすいので、運動は避けます。

運動がよいことだといっても、ほどほどに行うことが大切です。熱心に取り組みすぎて体調を崩したり、ストレスになってもいけません。高齢の人のトレーニングは、1日おきでよいともいわれています。大切なのは運動を習慣にして、長く続けていけることです。

ここで紹介したもの以外でも、工夫次第でできる運動はあります。自分の楽しめる運動を医師と相談しながら、取り入れていきましょう。

正しいウォーキングフォーム

無理なく楽に感じる程度の速さで、10分間ぐらいから始めて、
徐々に時間、距離を伸ばしてゆきましょう。

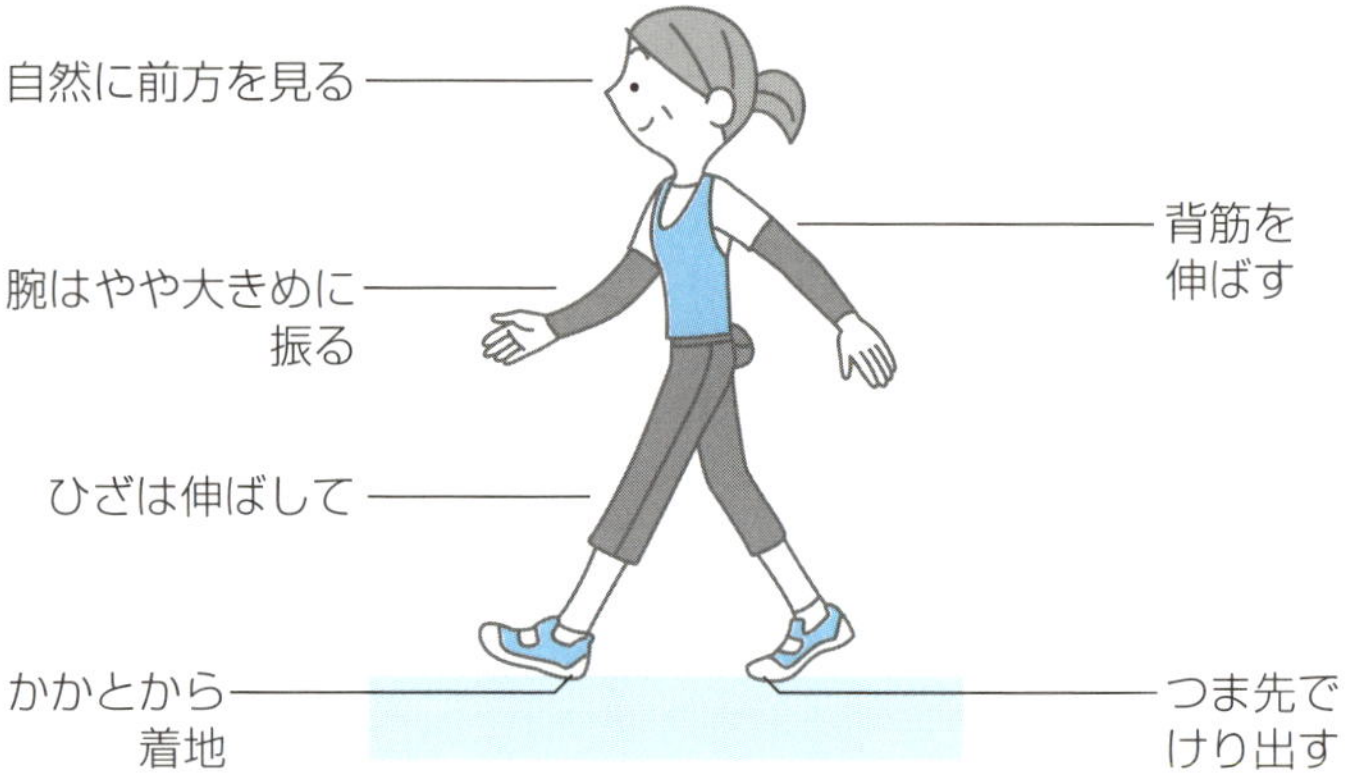
自然に前方を見る
背筋を
伸ばす
腕はやや大きめに
振る
ひざは伸ばして
かかとから
着地
つま先で
けり出す

筋力維持のためのスクワット

- 立った姿勢からのスクワット
- 足を肩幅程度に開いて立つ
- ゆっくりと膝を曲げる
- もとにもどす
- この動作を繰り返し行います。
- 行う回数は、最初はできる範囲で徐々に増やしていきましょう。

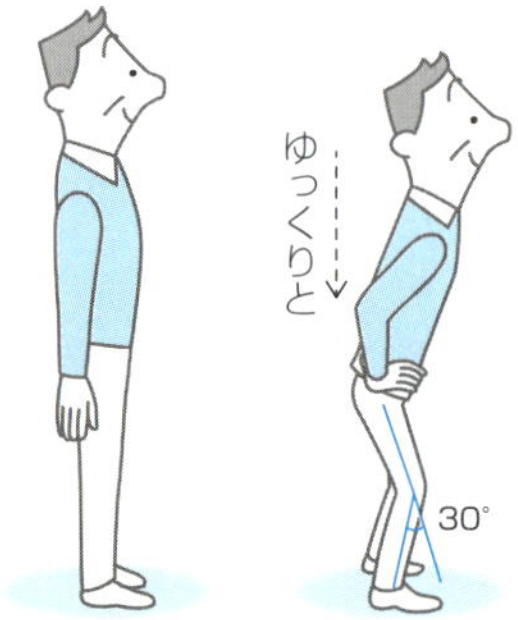

椅子を使ったスクワット

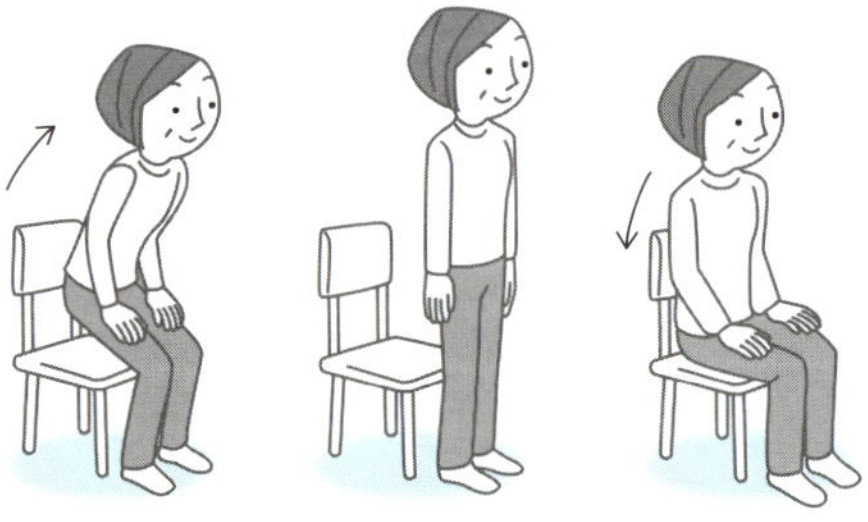

- 座っている椅子から、ゆっくりと立ち上がる
- もとに戻す
- この動作を繰り返し行います。
- 行う回数は、最初はできる範囲で徐々に増やしていきましょう。

血液透析管理

◉血液透析の種類と特徴

透析療法をスタートさせたら、きちんと管理していく必要があります。そのためにも、自分の受ける透析について、きちんと理解しておきましょう。

日本では、透析患者さんの９割以上が血液透析を行っています。

血液透析には、「セントラル方式」「個人用透析装置」「オンラインＨＤＦ」があります。それぞれ長所と短所があるので、詳しく説明しましょう。

●セントラル方式

人体では、血液を血圧という圧力によって腎臓に送りこみ、糸球体のフィルターでろ過し、余分な水分や老廃物を取り除いて血液をきれいにしています。

血液透析では、血液ポンプにより体から出した血液をダイアライザーという機器に送り込み、透析膜でろ過して、余分な水分や老廃物を透析液に移すことで、体内から除去させるのです。このとき使われる透析液は、「透析液原液」「濃厚灌流液《のうこうかんりゅうえき》」と呼ばれる濃い透析液を水で薄めて使います。そのため水処理装置で水道水からカルシウムやマグネシウム、細菌汚染物質などの不純物を除き、透析液供給装置で透析液と水を混ぜて適切な濃度にする必要があります。

これらの作業を一カ所で行って、複数のダイアライザーに透析液を供給するのが、セントラル方式です。ダイアライザー側には、コンソール（患者監視装置）があり、患者さんに供給される透析液の濃度や量を監視します。

セントラル方式のよいところは、透析液をつくる作業をまとめて行うため効率がよく、コストが抑えられることです。ただ、1カ所で複数のダイアライザーに供給しているため、何らかのトラブルが発生すると、多くの患者さんに影響が出てしまう危険があります。

●個人用透析装置

ダイアライザーに透析液供給装置や濃度計などが付属していて、個別に透析液をつくり、供給しているのが個人用透析装置です。

個人用透析装置のよいところは、それぞれのダイアライザーで透析液をつくっているため、個人の状態に合わせて透析液を調整できることです。個別の機器が高価になり、維持にも費用がかかるため、コスト面で負担が大きくなるのが難点です。

●オンラインＨＤＦ

血液透析は、血液を浄化するためのすぐれた方法ですが、腎臓と比べどうしても取り除けない老廃物があります。長期にわたって、この状態が続くことで、患者さんの体に負担となってしまいます。これを軽減するために工夫された方法がＣＨＤＦ（continuous hemodiafiltration、持続血液透析ろ過法）です。

通常の透析（ＨＤ）では、血液と透析液の濃度差によって、老廃物が透析液に移ります。つまり、尿素や毒素などが濃い血液から薄い血液に広がることを利用したものです。

ＣＨＤＦでは、血液に補充液を足して量を増し、血液側に圧力がかかった状態にする方法です。濃度差だけでなく、圧力もあるので、より多くの老廃物が透析液に移り、効率よく血液を浄化できます。血液に足された補充液は、血液を体に戻す前に除くため、体内の水分が増えることはありません。

ＣＨＤＦは、昔から行われてきたのですが、管理が難しいので、それほど広まりませんでした。近年は、透析液を補充液として使うオンラインＨＤＦという手法が開発され、取り入れる病院が増えています。

オンラインＨＤＦでは、老廃物を多く取り除けるため、患者さんを長くよい状態に保つことができるほか、透析時に不安定になるのを防ぐ、糖尿病合併症や貧血が改善する、食欲が増す、かゆみや関節痛、しびれが改善する、透析アミロイドーシスの予防になるなどのメリットがあります。マイナス面としては、ごく小さい老廃物の除去率が悪くなり、アルブミンなどの本来残したいたんぱく質も除去されてしまうことがあります。

●通院血液透析管理と在宅透析管理

ここまで、血液透析は病院で行うものとし

て説明してきました。しかし、自宅にダイアライザーなどの透析機器を設置して、患者さん本人が透析を行う「在宅透析管理」という選択肢もあります。在宅透析管理に対して、病院で行う血液透析は「通院血液透析管理」あるいは「施設透析」と呼ばれます。

在宅といっても、月に1回程度通院して、透析のスケジュールなど医師の管理のもとで行われます。機器も病院から貸し出されます。

一般的に、通院血液透析管理では、週に3回病院に通い、1回につき4時間程度を透析に費やします。しかし、腎臓が常に血液を浄化していることに比べると、週に12時間の透析では十分とはいえません。これを補うために、透析療法を受けていても、食事制限や薬物療法を行う必要があります。また、血圧が不安定になったり、合併症の危険や、透析後の疲労感も問題となります。

在宅透析管理では、自宅で透析を行うため、通院血液透析管理に比べ、透析の回数や時間を増やすことができます。自分の生活に合わせた時間に透析が行え、通院の時間も大幅に減るため、自分の時間が増え、患者さんの負担感も減ります。トータルの透析時間を増やすことで、食事や飲水にほぼ制限がなくなるのは、患者さんにとって大きなメリットです。合併症のリスクも減り、薬の量や種類を減らすこともできます。

ただ、在宅透析管理は、きちんとスケジュールに従って透析を行うなど、自己管理の必要があります。自分で体に針を刺す（自己穿《せん》刺《し》）ので、自宅内でも感染症や事故の可能性があり、自己責任を伴います。介助の必要から家族の理解も必要です。

ほかに、ダイアライザーの設置場所や費用面での負担、心臓合併症や消化器合併症、脳血管障害がないことなど、導入にあたっては条件もあります。

◉長期療養病床での透析医療

高齢などで週3回の通院が難しい患者さんでは、長期にわたって入院し、血液透析を受けるケースもあります。

入院するのは、長期療養病床と呼ばれる施設です。長期療養専門の病棟のある病院もあれば、療養病床を付設している病院もあります。なかには、透析療法など腎臓病を専門とする病棟を備えている病院もあります。

長期療養病床で透析療法を受けることでよいのは、専門家によるしっかりとした管理が行われることです。24時間医師や看護師が滞在しているため、何かあっても適切な医療やケアが受けられる安心感もあります。

入院により時間的な制限がなくなるため、より患者さんの体調に合わせた透析の回数、時間で行えるようになります。食事は管理栄養士により計算されたものが提供されます。

通院や食事などのサポートは、家族にとっても負担となります。家族が高齢になった場合や透析患者さんの体調が不安定なときなど、選択肢として考えられるでしょう。

また、サポートする家族が冠婚葬祭や出張、旅行などで家を開けるときに、比較的短期で長期療養病床を利用することも考えられます。

透析療法中の体の管理

◉自分でできる管理

透析療法にあたっては、自分も治療に参加する気持ちが大切です。特にしっかり取り組んでいきたいものに体重と血圧の管理がありますﾠ。透析患者さんは、健康な人よりも体重に気をつける必要があります。

それは、肥満が腎臓病やほかの合併症を促進してしまうということ以外に、透析患者さん特有の事情があります。

透析を導入する人は、その時点で腎臓がほとんど機能していない状態です。つくられる尿の量が、健康な状態にくらべてかなり少ない状態です。透析により余分な水分や老廃物は取り除かれますが、次の透析までほとんどが体内に留まることになります。

そのため、透析患者さんは透析から透析の間に、体重が増えます。これは太っているのではなく、水分が溜まっているのです。

透析直後の余分な水分が体内に溜まっていない状態の体重をドライウエイトといいます。次の透析では、ドライウエイトとの差の分を除水します。透析患者さんにとって、ドライウエイトから体重が増えるのは仕方のないことですが、あまり水分が多くたまると体がむくみ、血圧が上がります。血圧が高くなれば心臓への負担となります。

健康な人ならば、一日に１・５Ｌが尿として排出されるところを、透析患者さんはわずかな尿量のみで、１日～数日後の透析まで溜まり続けるのです。当然、体重や血圧の変化は、大きくなります。

むくみがひどいと心不全や呼吸困難があらわれることもあります。心不全は、透析患者さんの死亡原因としても多いものです。

これを防ぐために、透析から透析までの体重増加は、３～５％を目安に抑える必要があります。毎日体重を計り、しっかり管理します。

体重管理に重要なのが、飲水など摂取する水分量の調節です。このときポイントとなるのが、実は塩分量です。


摂取する水分量は、体重や体調などで差はありますが、健康な人の半分以下にする必要があります。

しかし、水分を控えようとしても、喉の渇きを我慢するのは、非常に難しいのです。

喉の渇きを一番起こしやすいものが、塩分です。実際に、透析患者さんでは、体重の変化は塩分摂取量の変化と強い関係があることがわかっています。個人差がありますが、基本的に１日あたり６ｇ以下の摂取に抑える必要があります。減塩のコツについては、第４章で詳しく紹介します。

なお、透析療法を受けていても、筋肉や脂肪の増減により体重が変化する場合もあります。これは、水分量ではなく、実質体重の増減なので、ドライウエイトの設定を変えなければなりません。

実質体重の変化を把握するためにも、体重はきちんと毎日計りましょう。

◉定期検査の数値を確認する

透析療法では、定期的に検査を行います。検査結果について毎回確認し、自分の体の状態を知っておきましょう。特に、次に挙げる検査の数値は、食事などの自己管理がうまくいっているか把握するのに役立ちます。

●血糖の管理

第2章で説明したように、腎臓病と糖尿病には密接な関係があるため、透析患者さんには血糖値に問題がある人も多く、血糖値をしっかり管理していく必要があります。

食事の時間に関係なく測定した血糖値である随時血糖値は180～200㎎／dl未満、GA（グリコアルブミン）値は20％未満を目安とします。

ただ、透析患者さんでは、透析液のブドウ糖の影響により透析をする日としない日で血糖の動きが異なったり透析のスケジュールに合わせて食事の時間が変わるなど、血糖値が変動しやすいので注意が必要です。

また、血液中のヘモグロビンの中でブドウ糖が結合しているヘモグロビンの割合を示すHbA1cの値はあまり気にする必要はありません。透析を行うと赤血球の寿命が短くなるためです。

●血清P濃度

血液中のリンの濃度を示す血清P濃度は、3・5～6・0mg／dlを目安とします。

食事でリンの摂取が多いと増えてしまうので、数値の変化があれば食生活をふりかえり、改善しましょう。

●血清補正Ca濃度

血清補正Ca濃度とは、血液中のカルシウムイオンの濃度を示すものです。

血液中では、カルシウムは半分ほどはアルブミンというたんぱく質と結びつき、残りがイオンの形で存在しています。そのため、カルシウム濃度は血液中のたんぱく質の量の影響を受けます。そこで、実測したCa濃度を血中アルブミン数値を使って補正したものが、血清補正Ca濃度です。

8・4～10・0mg／dlを目安とします。8mg／dl以下は低Ca血症になります。

●悪性腫瘍の有無

透析患者さんは、健康な人にくらべて免疫力が落ちているため、悪性腫瘍（がん）にかかりやすいとされています。透析患者さんの死亡原因の第4位は、悪性腫瘍です。

特に腎がんの発症率は、健康な人に比べて10倍ともいわれています。

ただし、透析患者さんは、病院での検査を受ける機会が多いので、早期発見、早期治療が行いやすいという面もあります。

定期的に、超音波（エコー）検査やCT検査などを受けるようにしましょう。

認知症への対策

◉予防と進行の制御

透析療法を受ける患者さんは、高齢の人が多くなります。そのため、認知症の人も少なくありません。透析療法を受けているうちに、認知症になるケースもあります。

認知症になると、透析療法に新たな困難が加わります。

ここまで説明してきたように、透析療法では食事療法や体重管理などが伴い、患者さん自身の積極的な姿勢が重要です。

また、透析のために通院の必要があったり、長時間にわたって行動が制限されます。透析では、針を刺すなど、本人にとって不快と感じられることもあります。

認知症の進行によっては、これらが円滑に行えなくなる可能性があるのです。症状が進み、家族の介助が難しい段階になれば、入院等も考えなければならなくなります。

ただ、認知症の発症や進行は、ある程度抑えられることがわかってきました。

大切なのは、自分で予防したり、初期段階で進行を遅らせることです。認知症の予防と進行を遅らせるといっても、特別なことをするわけではありません。まずは、普段の生活を認知症になりにくいよう修正することです。

ポイントとなるのは、「食生活」「運動」「睡眠」「会話」「知的活動」の５つです。

食生活を楽しむ

健康な人でもバランスの取れた食生活は、認知症の予防に大切です。とくに、抗酸化物質を多く含む食品などの摂取が進められています。

透析患者さんの場合は、体の状態や透析の方法によって、食事制限が異なるので、それに従います。

ただ、制限があることで食事をおっくうに思っておろそかにしたり、栄養不足になると認知症が進みやすくなります。

新鮮な材料を使い、１回１回の食事を楽しむようにしましょう。塩分などの制限も、面倒だと考えず、知的なゲームとして考えるのも１つの手です。

食事中の会話も含め、食生活を楽しむことは、人間の活動の基本ともいえ、脳を活性化させるものです。

運動の習慣

週に３日以上の有酸素運動などの運動は、認知症発症リスクを３割下げるとされています。透析患者さんの場合は、体調に合わせた運動を行う必要がありますが、積極的に運動を取り入れましょう。

十分な睡眠

アルツハイマー病など、認知症の多くは「アミロイドβ」というたんぱく質の一種が溜まることが原因です。アミロイドβは睡眠中に排出されます。十分な睡眠は、認知症の予防・抑制のためにも大切なのです。

●会話と知的活動

認知症にはいくつかの段階がありますが、初期段階では、落ちた脳機能を鍛えることが進行を遅らせるのに有効なことがわかってきました。そのためにも、脳を使うことが大切です。

毎日の生活のなかで、最も簡単に脳を使う機会を増やせるのが、家族との会話ではないでしょうか。「うん」「ごはん」など、単語で話すくせのある人は、意識して文章化して話すようにしましょう。

また、会話しながら食事する、料理を作る、日記をつけるなどは、毎日できて認知症予防に役立つ行動です。

また、認知症予防には、慣れてしまったことよりも、考えながらやらなければならないことが有効です。どんどん新しいことにチャレンジしてみましょう。

家族に透析患者さんがいる人は、これらのことを一緒に楽しんでいく気持ちが大切です。

特に認知症の初期段階では、今までできていたことに失敗したり、それまでの患者さん本人からは考えられないような行動をとったり、発言をすることもあります。

近い関係だけに、その変化にいら立ちや、戸惑い、怒りを感じることもあるでしょう。

しかし、そこで否定的な態度をとってしまうと、患者さんはかたくなになり、症状が悪くなりやすいとされています。

認知症の兆候がみられたら、「今、家族の愛が必要なときなのだ」と考え、穏やかな気持ちで接するよう心がけましょう。

近年、「ユマニチュード」という認知症ケアの方法が注目されています。

ユマニチュードは、フランス発祥の人との関わりを大切にする姿勢で開発された認知症のケアの方法です。介護者がユマニチュードの手法を取り入れることで、怒りっぽく、意欲のなくなっていた患者さんが、驚くほど穏やかになり、周囲との関わりがよくなるとして広まっています。

基本となるのは、「見る」「話す」「触れる」「立つ」というコミュニケーションの４つの柱で、家庭でも簡単に取り入れることができます。

専門施設でもユマニチュードを取り入れるところが増えており、書籍やインターネットで、その考え方や手法が紹介されているので、ぜひ参考にしてみてください。

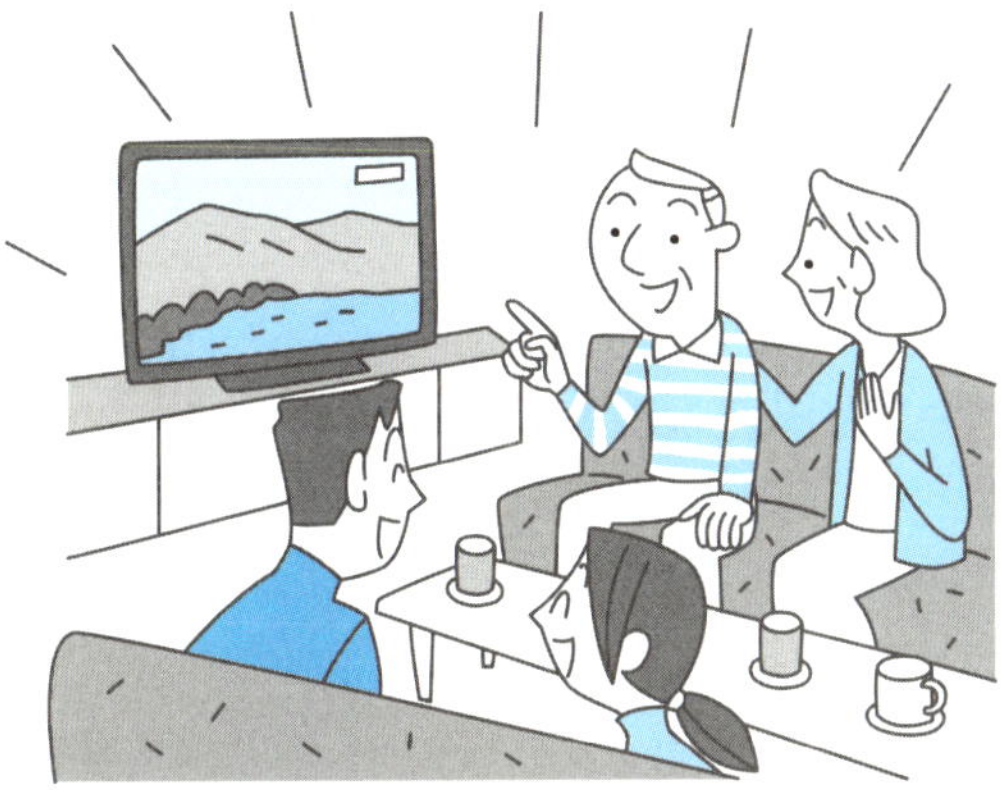

薬の使用

◉残薬の管理

透析患者さんは、多くの人が複数の薬を服用しています。それぞれ、体調の維持のために、本来は処方どおりに飲まなければならないものです。

しかし、飲み忘れなどにより、「家に飲んでいない薬が残っている」、ということはないでしょうか。

実は、多くの患者さんが処方された薬全ては飲みきらず、そのまま家に余らせています。これを「残薬」と呼びますが、複数の薬を処方されることの多い透析患者さんでも珍しくありません。

家庭に残薬があるという人は、かかりつけの病院や薬局に持って行きましょう。病院や薬局では、現在の処方と重なる〝飲めるお薬〟は活用し、新しい薬を処方しないようにするなど、残薬の管理を行ってくれます。

処方されたものを飲んでいなかったことが見つかって恥ずかしいという気持ちがあるかもしれませんが、残薬の管理には2つの重要な意味があります。

1つめは、医療費を抑えられるということ。日本薬剤師会によると在宅の75歳以上の高齢者では残薬が年間およそ475億円分にもなるといいます。高齢者以外も含めると、日本の残薬による損失は1000億円になるとされ、医療費の無駄として社会問題となっています。

薬を処方してもらうときには、患者さんにも負担があります。これを無駄にしてしまうのはもったいないことではないでしょうか。

もう1つは、医師や薬剤師が残薬を把握した方が、処方が正しくなるということです。

医師は、処方した薬をすべて服用したものとして、患者さんを診ています。大量の残薬がある場合、薬の効果がその患者さんには弱いのだと判断して、より強いものを処方する可能性もあります。

また、大量の残薬がある場合は、何らかの原因が考えられます。

例えば、複数の病院でばらばらの処方を受けて飲みきれない数になっている、一日2度しか食事をとらないのに3度服用する処方となっているなどです。この場合、薬剤師が把握して、調整を行う必要があります。

透析患者さんにとって、薬をきちんと飲むことは、命に関わる大切なことです。ぜひ、残薬も含め、薬はきちんと管理しましょう。

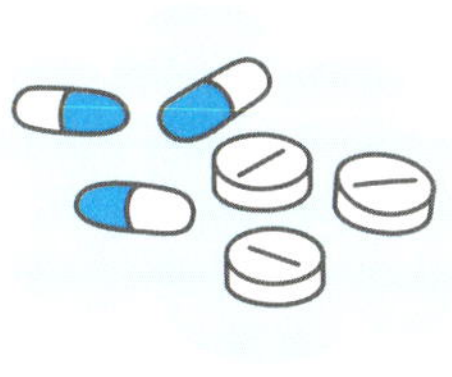

透析患者の旅行時の心得

透析療法を受けているからといって、旅行をあきらめる必要はありません。

透析患者さんの旅行は、まず主治医に相談することから始まります。体調の管理のほか、いくつかの事前準備が必要だからです。

まず、必要なのは、旅行先での透析施設の確保です。通院している病院に紹介してもらうほか、インターネットで「旅行透析」「臨時透析」「観光透析」などで検索して探せます。また、旅行会社による透析サポート付きのパックツアーを利用するのも手です。

旅行に行く際には、保険証や助成を受けている医療券、紹介状や透析の記録を持参します。薬は、少し多めに持参すると安心です。腹膜透析の場合は、交換バッグや機材を持参するか、あらかじめ送っておきます。

旅行中は、食事に注意します。旅先では、いつもとは違った食生活になりがちですが、塩分や水分、たんぱく質などは、制限を守るようにしましょう。

ホテルや旅館では、味付けが濃いことが多いので、塩分の多そうなものは全部食べないようにしましょう。航空会社では、頼めば低塩食や糖尿病対応食などが用意されます。

また、長時間乗り物に乗っているとむくみがちなので、体を動かすよう注意しましょう。

準備をすれば、海外旅行も可能です。なお、海外では日本の健康保険は使えませんが、手続きをすれば健康保険の範囲で一部の払い戻しが受けられます。

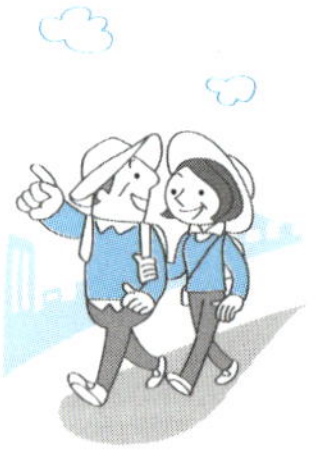

第4章

ステージ別の食事療法
——生活管理法

腎臓病の治療では、食事の管理が大切です。食事の内容によって、腎臓への負担を減らすことができます。ステージごとに異なる食事療法のポイントとコツを説明しましょう。

腎臓病治療に欠かせない食事療法

◉腎臓の負担を軽減させるために

慢性腎臓病の治療において欠かせないのが、食事療法です。

なぜ、慢性腎臓病の治療に食事療法が欠かせないかというと、患者さんがふだん食べている食事によっては腎臓に大きな負担をかけ、腎機能がますます低下してしまう恐れがあるからです。私たちの体は、食事で摂取したもののから必要とする栄養成分を吸収し、不必要な成分は老廃物として排泄しています。

腎臓の役割は、摂取された成分の中で、おもに塩分やミネラル、水分の吸収・排泄を担当しています。腎臓の負担を少しでも減らし、腎臓病の進行を抑えるためには、体の中に入るそれらの成分を食事の摂取のしかたでコントロールする必要があるのです。

しかし、食事でコントロールするといっても、ただ量を減らせばいいわけではありません。

腎臓病の食事療法でカギとなるのが、たんぱく質の摂取です。たんぱく質は三大栄養素の1つで、人体に欠かせないものですが、体の中で使われるときに尿素や窒素などの老廃物ができ、腎臓への負担を増してしまいます。

たんぱく質を減らす分、脂質や糖質を増や

し、身体活動に必要なエネルギーを摂取しなくてはなりません。エネルギーが足りなくなると、体の中のたんぱく質が適切に使われなくなってしまうのです。不足したエネルギーを補おうとして、筋肉などに蓄えられているたんぱく質を分解し、エネルギー源として活用していきます。その結果、尿素や窒素などが増えてしまうのです。

ただし、エネルギー量を増やしすぎるのも、よくありません。肥満から高血圧や高血糖、脂質異常症などを招いてしまうからです。適切なエネルギー量の目安は、標準体重１kgあたり１日25～35kcal（25～35kcal／kg標準体重／日）です（標準体重：１５５頁参照）。

他にも、食事療法において気をつけなければならない成分はたくさんあります。

まず、最初にカリウムです。カリウムは野菜などに多く含まれるミネラルですが、これにも注意が必要です。カリウムは神経伝達など体に欠かせない役割を果たしていますが、腎臓からしか排泄されません。そのため、腎臓病が進んで腎機能が低下すると、体の中にたまったカリウムが多くなりすぎてしまうことがあります。血液中のカリウム濃度が高くなってきたら、食事での摂取を制限する必要があります。

また、骨や歯の形成に関わるリンも同様です。リンは魚類や肉類、牛乳・乳製品、大豆などたんぱく質を含む食品に多く含まれていますが、血液中の濃度が高くなってきた場合、やはりこれらの食品の摂取を制限します。

腎臓病の進行によっては、水分についても

CKDステージによる食事療法基準

ステージ（GFR）	エネルギー（kcal/kgBW/日）	たんぱく質（g/kgBW/日）	食塩（g/日）	カリウム（mg/日）
ステージ1（GFR ≧90）	25～35	過剰な摂取をしない	3≦　＜6	制限なし
ステージ2（GFR60～89）		過剰な摂取をしない		制限なし
ステージ3a（GFR45～59）		0.8～1.0		制限なし
ステージ3b（GFR30～44）		0.6～0.8		≦2,000
ステージ4（GFR15～29）		0.6～0.8		≦1,500
ステージ5（GFR ＜15）		0.6～0.8		≦1,500
5D（透析療法中）	別表（173頁を参照）			

注）エネルギーや栄養素は、適正な量を設定するために、合併する疾患（糖尿病、肥満など）のガイドラインなどを参照して病態に応じて調整する。性別、年齢、身体活動度などにより異なる。
注）体重は基本的に標準体重（BMI ＝22）を用いる。
＊「日本腎臓学会編：慢性腎臓病に対する食事療法基準2014年版」（東京医学社）を改変

食事のなかで注意しなくてはなりません。

1日に必要な水分摂取量は、成人では体重1kgあたり50mlといわれています。そのうち、約12%が体の中で代謝により生成される水分で、約40%が食事から摂取する水分、残りが口から摂取する水分となります。腎機能が少し低下した段階では、尿を濃縮する能力が低下するため、老廃物を排泄するために水分摂取を多めにします。

ところが、腎機能の低下がさらに進んで、尿をつくる能力が減ってしまうと、水分を排泄できなくなるので、逆に水分摂取を控えなくてはなりません。水分過多になると、むくみや呼吸困難、血圧上昇、そして心不全や肺水腫などの深刻な症状にもつながります。

また、水分摂取のコントロールのためにも、注意したいのが塩分です。実は、腎臓病の食事制限のなかで、もっとも重要なのが塩分制限だとされています。

◉減塩の方法とコツ

塩分の調整も、腎臓病の食事療法では大きな意味をもっています。

体の中の塩分量が増えると、体の中の水分量が増えて血圧が高くなり、腎臓への負担が増してしまうからです。日本人は食文化の特色から比較的塩分摂取量が多く、健康な人でももっと控える必要があるとされています。腎臓病の進行を抑えるため、しっかり調節していきましょう。

慢性腎臓病の患者さんに推奨される食塩摂取量は、病期ステージにかかわらず、１日６g未満が基本です。

ただ、これはかなり厳しい数値です。そこでステージＧ１～Ｇ２で高血圧や体液過剰を伴っていない患者さんは、当面の達成目標として１日あたり男性８g未満、女性７g未満に制限が緩和されています。

しかし、ステージＧ３～Ｇ５の患者さんは、１日６g未満の食塩制限を遵守。さらにステージＧ４～Ｇ５の患者さんで体液過剰の徴候があるときは、１日６g未満よりも少ない食塩制限を指導されます。

塩分を減らすには、まず薄味の調味を心がけること。そして、どんな食品にどれだけの塩分が含まれているのかを知り、１日の塩分摂取量を減らしていくことです。

風味は一般のものとあまり変わらないのに

塩分量の少ない「減塩調味料」もあるので、上手に利用するのもよいでしょう。

また、塩分は味噌や醤油などの調味料だけでなく、加工食品や食材にも含まれています。そのため、気づかぬうちに多く摂取していることもあるので、注意しましょう。

●薄味を食すための5つのコツ

腎臓病を患う人には、濃い味付けを好む人が多くいます。出された食事に、醤油やソースなどを足して食べることは多くないでしょうか。

まずは、ふだん使っている調味料にどれだけの塩分が含まれているのかを知りましょう。商品のパッケージなどには、必ず食品表示があるので、塩分量は簡単に調べられます。

次に、なるべく塩分を減らした減塩食にする必要があります。塩味に頼らず満足感を得られる減塩食をつくるコツは、5つあります。

1つめは、香辛料を上手に使うこと。薄味でも、こしょうやカレー粉、唐辛子、わさびなどの香りを使うことで、しっかり〝味〟が感じられます。

2つめは、酸味を使うこと。塩の代わりに酢やレモンやかぼす、すだちなどの柑橘類の汁を振ることで、塩分を減らしてもメリハリのある味付けができます。

3つめは、だしの活用。かつお節や昆布から取っただしを使うことで、食材のうま味が増します。

4つめは、新鮮な食材を使うことです。料理の基本ではありますが、新鮮な食材を使えば、素材そのものがおいしいので調味料を使った味付けは控えめで済みます。

５つめは、加工食品を減らすこと。調味済みの食材だけでなく、かまぼこやちくわなどの練り物などには塩分が多く含まれます。せっかく薄味を心がけていても、これらの食品を使って料理していた場合、全体の塩分摂取はなかなか減らせません。一度、ふだんよく食べる食材の塩分量を調べてみるとよいでしょう。

最後に、塩分量を減らすのに、意外に重要なのが食品の分量を正確に量ることです。計量カップ、計量スプーン、量りをそろえ、調理の際にはきちんと使うようにしましょう。

毎回きちんと材料を量って料理をすることで、各食品の塩分量が頭に入り、外食すると

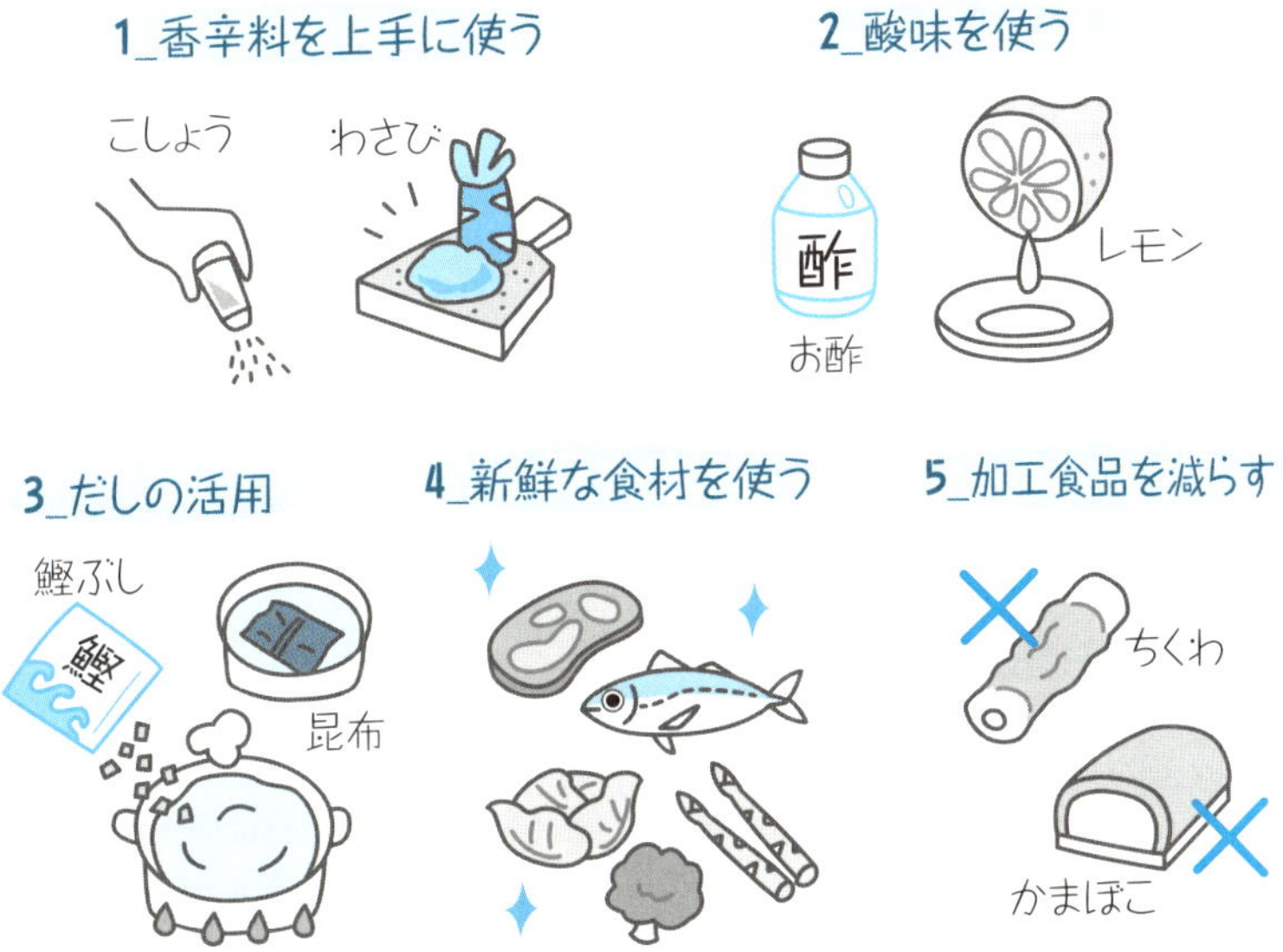

きにも日分量で、どれぐらい食べてよいのかわかるようにもなります。

◉カリウムを減らす工夫

塩分摂りすぎの害を軽減するために、よくすすめられているのが、カリウムを摂ることです。カリウムは、塩分（ナトリウム）の排出を助け、高血圧の予防になるからです。

しかし、腎臓病の人には、カリウムは問題となることもあります。

腎機能が低下して、尿をつくる能力が減ってくると、カリウムを排出しづらくなってきます。体の中に余分なカリウムが溜まると高カリウム血症となります。これは、不整脈の原因ともなる危険な状態です。

そこで腎臓の機能が低下してきたら、カリウムの摂取を減らす工夫が必要となります。

カリウムの制限が必要なのは、ＣＫＤの重症度でステージＧ３ｂからです。

たんぱく質の制限との関係もあり、個人によってすすめられる値は異なりますが、基本的にステージＧ３ｂで２０００㎎／日以下、Ｇ４～５は、１５００㎎／日以下に抑えます。

ステージＧ１～Ｇ２ではカリウムの制限がないので、一般的なカリウム摂取と同じでかまいません。

ちなみに、一般的には男性では２５００㎎／日、女性では２０００㎎／日が目安となり、ＷＨＯの高血圧予防のために推奨される摂取量では、男性では３０００㎎／日以上、女性では２６００㎎／日以上です。

カリウムが多く含まれるのは、野菜や果物、魚や肉などのたんぱく質です。このため、食事でたんぱく質を制限していれば、自然とカリウム摂取量は減ります。

また、カリウムは水溶性なので、野菜は調理するときに、水にさらしたり、ゆでこぼしたりすれば、カリウムは水やゆで汁の中に溶け出すので摂取量を減らすことができます。

このとき水にさらされる断面が広いほど、水中に溶け出すカリウムも多くなるため、細かく刻んだり、薄く切るなど、切り口が大きくなるようにしましょう。

また、緑茶にはカリウムが多く含まれるため、お茶にも溶け出します。水分補給には、緑茶よりも麦茶などを選ぶとよいでしょう。

果物では、特にバナナやメロン、キウイフルーツにカリウムが多く含まれるので注意し

カリウムを多く摂りやすい食品

野菜・根物類	たけのこ、ほうれん草、ゆり根、にんにく、さつまいも、里芋、長芋
魚類	さわら、かんぱち、あじ、はも、ぶり
豆類	納豆、大豆、いんげんまめ
果物	アボカド、干し柿

ます。生果物は摂取を減らし、缶詰を活用するとよいでしょう。ただしシロップは飲まないようにします。

海藻類にもカリウムが多いので、一度に大量に食べないようにします。

特別な環境で栽培することで、カリウムの含有率を下げている「低カリウム野菜」もあります。野菜の風味を生かしたまま食べられます。インターネットなどで手軽に購入できるので、活用するのもよいでしょう。

◉たんぱく質をどのように摂るか

腎臓病の人は、たんぱく質を多く摂らないようにしなければなりません。

ただ、たんぱく質は体を構成するなど、重要な栄養素であることには変わりありません。不足するとサルコペニアにつながるなど、体に支障が出てきます。腎臓の負担を減らしつつ、体が必要な分を補給できるよう、適正な摂取が大切です。

たんぱく質の摂取量については、重症度を示すステージとともに、尿たんぱくの数値などをも含めて総合的に判断されます。

しかし、ステージG３ａでは０・８～１・０g／kg標準体重／日、ステージG３ｂ以降では０・６～０・８g／kg標準体重／日が、推奨されています。

糖尿病性腎症では、ステージG１～２では１・０～１・２、G３では０・８～１・０、G４～５では０・６～０・８g／kg標準体重／日となります。

たんぱく質が多く含まれるのは肉や魚です

が、米やパン、芋類、果物、野菜にも含まれています。

例えば、ごはん一膳分（１８０ｇ）には、約４・５ｇのたんぱく質が含まれています。これは、決して無視できる量ではありません。

献立を立てるときには、使う食材すべてから、摂取するたんぱく質を計算しなくてはなりません。

一度、自分のたんぱく質摂取量から、各食材を使うときの目安の分量を出してみましょう。献立が立てやすくなり、外食の際の参考にもなります。

なお、ステージが進んで、たんぱく質の制限が厳しくなると、献立を立てるのが難しくなってきます。

でんぷん米など低たんぱく食品やたんぱく

たんぱく質の摂取量の計算式

・尿たんぱく量が１日 0.5ｇ未満のステージG１～２
　および尿たんぱく量が１日 0.5g 未満のステージ３の場合

１日のたんぱく質 摂取量【　】g	＝	標準体重 【　】kg	×	0.8 ～ 1.0g

・尿たんぱく量が１日 0.5ｇ以上のステージＧ３
　およびステージＧ４～５の場合

１日のたんぱく質 摂取量【　】g	＝	標準体重 【　】kg	×	0.6 ～ 0.8g

※ステージＧ５で医師が超低たんぱく食を指示した場合は、標準体重１kg あたり 0.5kg 以下とする

・標準体重の求め方

標準体重 【　】kg	＝	身長 【　】m	×	身長 【　】m	×	22

たんぱく質摂取の目安

	品目	重量	たんぱく質量
魚介類 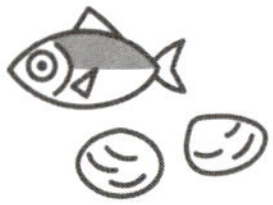	まぐろ刺身(赤身)	3切れ(30g)	7.9g
	あじ　生	1尾(75g)	13.4g
	紅さけ　生	1切れ(80g)	18g
	スルメイカ刺身	3切れ(25g)	4.4g
	あさり	5個(10g)	0.6g
肉類 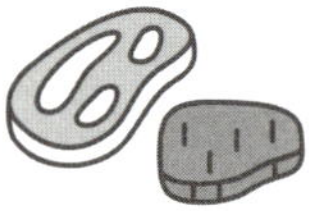	豚肉　ヒレ	1切れ(30g)	6.6g
	豚肉　もも	1切れ(30g)	6.4g
	豚肉　ロース	1切れ(30g)	5.8g
	豚肉　ロースハム	3切れ(30g)	4.9g
	豚肉　ウインナー	2本(30g)	3.9g
	鶏肉　むね	1切れ(30g)	5.8g
	鶏肉　もも	1切れ(30g)	5.1g
	鶏肉　ささ身	1本(30g)	7.3g
	牛肉　肩ロース	1切れ(30g)	4.9g
	牛肉　もも	1切れ(30g)	1.3g
	牛肉　サーロイン	1切れ(30g)	3.5g
乳製品 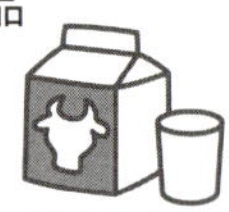	牛乳	1本(200g)	6.6g
	ヨーグルト	1個(80g)	2.8g
	チーズ	1切れ(20g)	5.7g
豆類 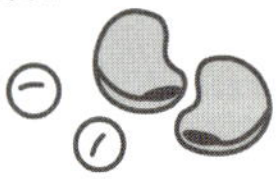	絹ごし豆腐	1/4丁(100g)	4.9g
	納豆	1パック(40g)	6.6g
卵類 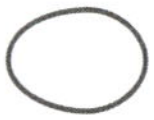	鶏卵	1個(80g)	6.1g

＊日本食品標準成分表2015年版（七訂）より算出

質を抑えた治療用特殊食品もあるので、上手に活用すると、より簡単に豊かな食生活が楽しめ、食事制限も続けやすくなります。

アルコール摂取のしかた

アルコールは、適量ならば摂取に問題はありません。

合併症がアルコール禁止の病気の場合は、絶対に止めなければなりませんが、それ以外の人は、楽しんでもかまいません。少量のアルコールならば、食欲を増し、ストレス解消に役立つので、悪いものではありません。ただ、注意点もあります。

1つ目は、透析治療を受けていたり、飲水に制限がある場合です。このときは、アルコールも水分量として扱わなければなりません。

アルコール摂取の１日あたりの目安

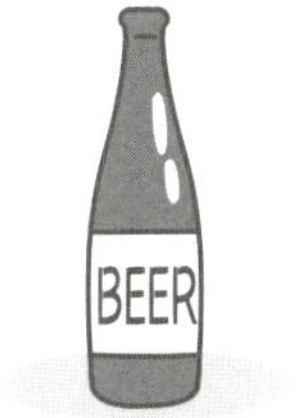

ビール
中びん1本
（500ml）

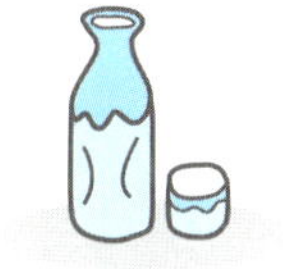

日本酒
１合
（180ml）

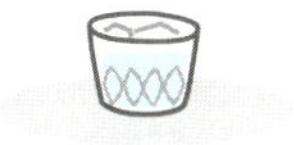

ウイスキー
ダブル1杯
（60ml）

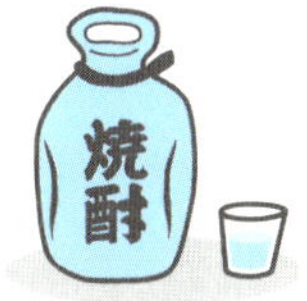

焼酎
０・6合
（110ml）

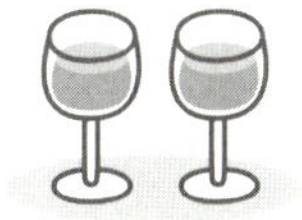

ワイン
２杯
（240ml）

2つ目は、自分をコントロールできなくなるほど飲まないということです。

アルコール摂取に問題はなくても、つまみで塩分やたんぱく質を摂ることは問題になります。

もちろん、食事制限の範囲で食べるぶんにはかまわないのですが、アルコールが入ると気が大きくなって食べ過ぎてしまう人も少なくありません。

自分が飲酒量や平常心を守る自信がない場合は、アルコール自体をあきらめた方がよいかもしれません。

なお、平均的なアルコールの推奨量は、純アルコールに換算して20gです。日本酒で1合（180ml）、ビールなら中びん1本（500ml）、ウイスキーはダブル1杯（60ml）、焼酎0・6合（110ml）、ワイン2杯（240ml）程度になります。女性はこれより少なめです。

◉食品成分表の使い方

食事制限があるときに欠かせないのが「日本食品標準成分表」（以下、「食品成分表」で記述）です。

食品成分表は、日本で食べられている食品の栄養成分を記載したものです。

各食材のエネルギー、たんぱく質、ナトリウム、カリウムなど、腎臓病患者さんが必要としているデータを調べることができます。

現在は、2015年版（七訂）が最新のものになります。

調べるときのポイントは、食品名で引くこ

とです。例えば「ごはん」ならば、「こめ」になります。

１つの食品でも、状態や加工によって栄養成分が異なるものは、それぞれ別に記載されています。

食品成分表は、すべて可食部１００gあたりの数値が記載されているので、実際に使った量で計算する必要があります。式は次のとおりです。

・摂取した量の計算式

成分表の値×食べた量（g）÷１００＝摂取エネルギー

ごはん（１００g当り）１６８kcal×１膳１４０g÷１００＝２３５・２kcal

食品成分表の記載例

食品名	可食部100g当たり																		
										無機質				食物繊維					
	エネルギー		水分	たんぱく室	アミノ酸組成に	脂質	トリアシルグリ	炭水化物	鉄分	ナトリウム	カリウム	カルシウム	マグネシウム	水溶性	不溶性	総量	食塩相当量	●●率	備考
	kcal	kj	(………	………	………	g	………	………	……)	(………	………	………	………	………	g……	……)	g	%	
精白米 うるち米	168	703	60.0	2.5	2.0	0.3	(0.3)	37.1	0.1	1	29	3	7	0	0.3	0.3	0	0	(●●)

エネルギーは kcal をみる

また、食品成分表を持っていない人は、インターネットで栄養成分表2015年版（七訂）のデータを使って、自動で各成分を計算してくれる「食品成分データベース」があります。

例えば、ごはん1膳分について知りたい場合、重量の項目に140gと入力すると、すべての栄養成分の140g分が計算され、とても便利です。また、玉ねぎなら、生、水さらし、油いためなどの調理法ごとに、肉なら部位ごとに数値も一度に調べられます。

●腎臓病食品交換表（第9版）を使って献立を作る

食事制限がある人が、特に負担に感じるのが、たんぱく質の制限とエネルギー摂取の調整です。

医師から指示される1日に摂るたんぱく質の量を守るためには、毎日の献立づくりのなかで食材にどれだけのたんぱく質が含まれているか確認しなければなりません。そのうえで、必要なエネルギー量を確保するため、調理法も含めて考えなければならないのです。ステージG3以上になると、塩分量やカリウム、水分など制限も増えるため、さらに複雑になります。その負担を少しでも軽くするために考えられたのが、「腎臓病食品交換表」です。

食品を単位に置き換えて説明することで、細かい計算の手間をはぶき、簡単に食事のコントロールができるよう工夫されています。

食品交換表は、たんぱく質を含む食品（表1～4）と、たんぱく質を含まないでエネルギー源となる食品（表５・６）に分けられて、さまざまな食品が記載されています。

たんぱく質を含む食品は、たんぱく質３gを1単位として、その正味のグラム数が記載されています。表にはエネルギーや塩分量、カリウムなど、腎臓病患者さんが必要とするほかの数値も記載されています。同じ表のなかで食品を選んで組み合わせ、トータルで医師から指示のあった栄養量になるよう、献立を立てます。

例えば、主食（表1）で、精白米なら50と表記されます。これは精白米50gにたんぱく質3gが含まれていることを示します。ほかの主食であるパンや麺類も、たんぱく質３gを基準にそれぞれの重量が示されています。

たんぱく質を含まない表５・６の食品群は、エネルギー１００gあたりのグラム数で示されています。

ほかに、別表1～5には、エネルギーの低い食品やエネルギーを補うための食品、嗜好飲料、冷凍・レトルト食品などが分類されているので、必要に応じて組み合わせることもできます。また、エネルギーやたんぱく質などを調整した腎臓病のための治療用食品もまとめてあります。

献立を立てるときは、まず、医師から指示されているたんぱく質の量が、何単位にあたるか計算します。食品交換表に載っている１単位はたんぱく質３g相当なので、指示されたたんぱく質の量が1日50gであった場合、食品交換表の中から食品を1日トータル15単位ぶんを選ぶことができます。

はじめに1日分の主食を表1のパンやめんから選び、同様に副食（表4）からメインのおかず、副食・つけあわせ（表3）から野菜や漬物と順に選び、栄養量が適切になるよう組み合わせればよいのです。

制限のあるたんぱく質を中心に考え、次にエネルギー量を調整するようにすることで、献立が立てやすくなります。エネルギー量が足りない場合、砂糖・甘味品（表5）や、油脂（表6）などを使い、補います。

腎臓病食品交換表を使った献立作成の順序

1. 医師から治療食として指示された1日当たり栄養量。
2. 1日に摂るたんぱく質量が、何単位に当たるか計算する。
 （「1単位」とは、たんぱく質3gのことをいう）
3. 求めた1日当たりの単位を表1～4の中で分配する。
4. 配分された単位についてエネルギー計算をする。
5. 表1～4の合計エネルギーを指示エネルギーと比較して不足分を求める。
6. エネルギーの不足分を表5～6の食品で補う。

例）

1. エネルギー1800kcal、たんぱく質60g（指示されたエネルギーとたんぱく質量）

⬇

2. たんぱく質60g ÷3g（1単位）＝20単位（1日に摂るたんぱく質の単位）

⬇

3. 表1 5.5単位、 表2 1単位、 表3 1.5単位、 表4 12単位 （合計20単位）

⬇

4. 表1（平均エネルギー150kcal）5.5×150＝825kcal
 表2（平均エネルギー150kcal） 1×150＝150kcal
 表3（平均エネルギー50kcal） 1.5× 50＝75kcal
 表4（平均エネルギー30kcal） 12× 30＝360kcal

⬇

5. 表1～表4の合計エネルギー 1410kcal
 1800kcal（指示されたエネルギー）－1410kcal ＝390kcal（不足分のエネルギー）

⬇

6. 不足分390kcal を表5～6の食品で補う

腎臓病食品交換表における食品分類

食品分類				単位	たんぱく質	1単位の平均エネルギー

Ⅰ．たんぱく質を含む食品

表1 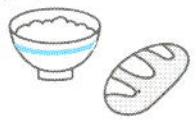	主食	ごはん	ごはん・粉	1単位	3g	150kcal
		パン・めん	パン・めん			
			その他			
表2 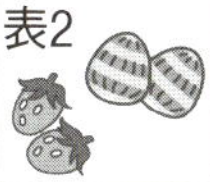	副食・デザート	果実	果実	1単位	3g	150kca
		種実	種実			
		いも	いも			
表3 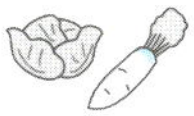	副食・付合わせ	野菜	野菜	1単位	3g	50kcal
表4 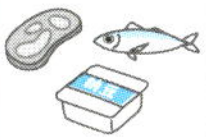	メインとなる副食（主菜）	魚介	魚	1単位	3g	30kcal
			水産練り製品			
			貝			
			いか・たこ・えび・かにほか			
		肉	獣鳥肉			
		卵	卵			
		豆とその製品	豆・豆製品			
		乳とその製品	乳・乳製品			

Ⅱ．たんぱく質を含まない食品

表5	エネルギー源となる食品	砂糖	砂糖	—	—	エネルギー不足を補う
		甘味品	甘味品			
		ジャム	ジャム			
		ジュース	ジュース			
			嗜好飲料			
		でんぷん	でんぷん			
表6 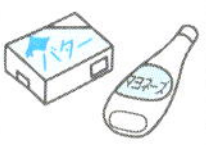	エネルギー源となる食品	油脂	油・その他	—	—	

＊腎臓病食品交換表第9版（医歯薬出版）を参照

1．保存期腎不全での食事療法
ステージG1～G2の方の食事

・1日あたりの食事摂取基準

慢性腎臓病の重症度でステージG1～G2は、腎臓に障害があっても、働きは正常～軽度の低下（eGFR89～60％）の状態です。

この段階では、腎臓病の危険因子を減らすことが日常生活での管理の基本となります。食事もその1つです。

食事では、エネルギー摂取の目安は、25～35kcal／kg標準体重／日です。

これは、一般の人と変わらない数値ですが、メタボリックシンドロームなどの予防の意味からも、摂りすぎには気をつけます。

糖尿病、脂質異常症、肥満がある人は、摂取エネルギーを控えます。医師や管理栄養士の指導に従いましょう。

たんぱく質は、過剰な摂取をしなければ制限はありません。他の三大栄養素である、脂質、糖質ともに、バランスよく摂取するようにしましょう。

ただし、糖尿病腎症の人は、1・0～1・2g／kg標準体重／日とします。

塩分は、6g／日が基本だと考え、この数値にできるだけ近づくよう抑えます。

・ステージG1～G2の方の献立の立て方

腎臓病の方の食事は、配慮しなければならないことが複数あり、大変というイメージがあるかもしれません。

体重60kgの男性を例に考えてみましょう。ステージG１〜G２は、たんぱく質が制限されていませんが、エネルギー量とともに適量であることが大切です。たんぱく質60g、エネルギー１８００kcal、塩分６gが目標となります。

まず、料理に使う食品にたんぱく質とエネルギーが、どれだけ含まれているかを確認することから始めます。

腎臓病の方の献立では、油で炒めることでエネルギーを補うなど、調理法も大きな意味をもちます。また、一般的な料理では肉や魚の下味や野菜の下処理としてゆでるときに塩を使いますが、腎臓病の方は塩分摂取を減らすために使いません。だしや香味、柑橘類などで味を補うよう工夫します。

ステージG２までは、症状の改善が十分に望める段階です。食べる楽しみは忘れたくありませんが、食事も治療の一環だという意識を片隅に置いておきたいものです。

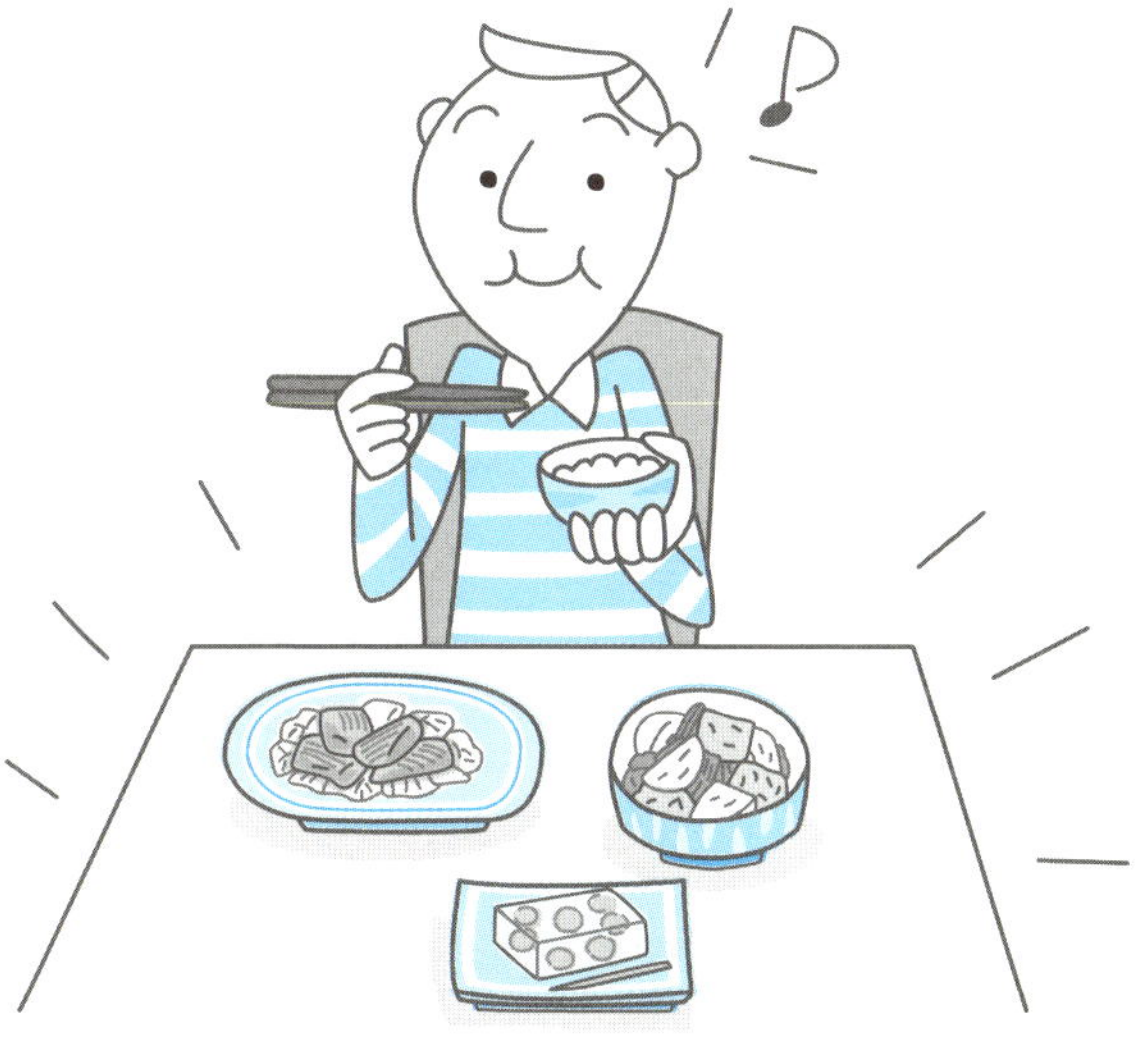

ステージ G1〜G2の献立例

朝食	●ロールパン ジャム 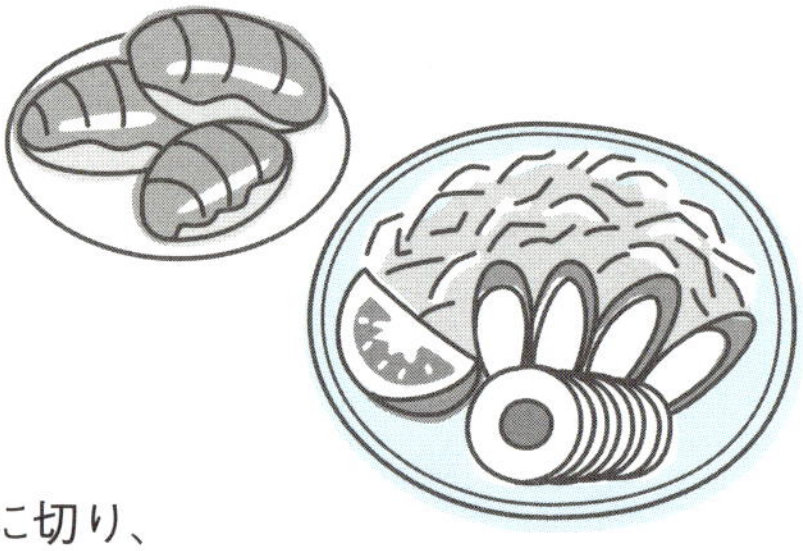 ●卵のサラダ ゆで卵 キャベツ トマト きゅうり マヨネーズ ※ゆで卵をくし型に切り、食べやすく切った野菜とともに盛り、マヨネーズを添える。
昼食	●あさりのスパゲティ スパゲティ あさり（殻付き） ミニトマト 白ワイン オリーブオイル にんにく 唐辛子 こしょう 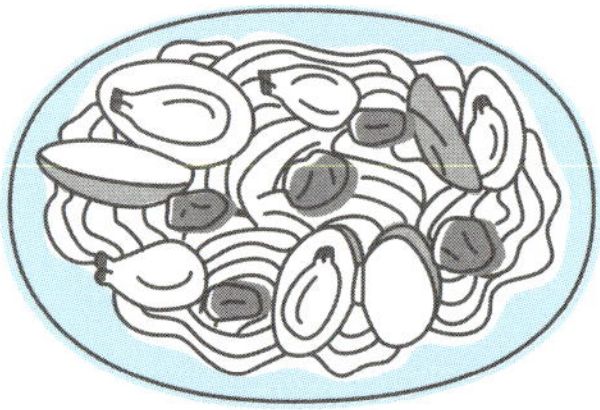 ※あさりは砂出しし、ミニトマトは半分に切る。オリーブオイルとにんにく、唐辛子を熱し、香りが立ったらにんにくを取り出し、あさりと白ワインを加え蓋をする。あさりの口が開いたら、ゆでたスパゲティを加え、ミニトマトも加え、ざっと炒めてこしょうをふる。 ●ツナポテサラダ ツナ（汁を切って） じゃがいも にんじん レモン汁 レタス A　玉ねぎすりおろし 　パセリ 　マヨネース 　こしょう 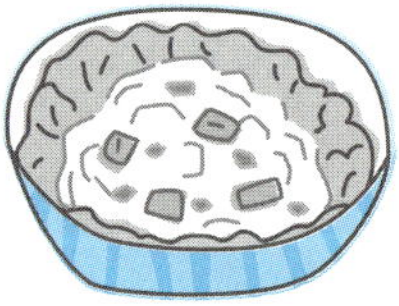 ※じゃがいもとにんじんは1cm角に切ってゆで、レモン汁をふる。ツナとAを合わせ、じゃがいもとにんじんも加え、レタスの上に盛る。

夕食	●ごはん　1膳 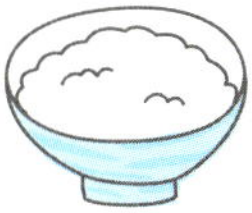 ●かじきの中華風 かじき 片栗粉 ちんげん菜 油 A　ケチャップ 　ウスターソース 　酒 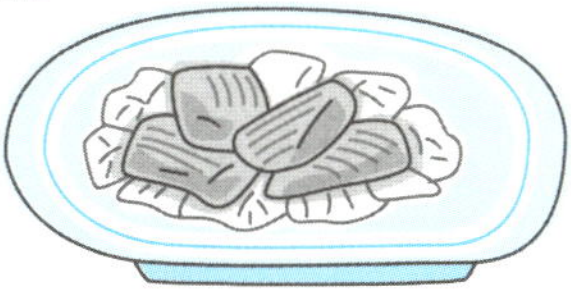 ※かじきは一口大に切る。ちんげん菜をざく切りにして、さっとゆでる。かじきに片栗粉をまぶして油で焼く。Aを絡め、ちんげん菜の上に盛る。 ●かぶと油揚げの煮浸し かぶ かぶの葉 油揚げ 油 A だし 　しょうゆ 　砂糖 　酒 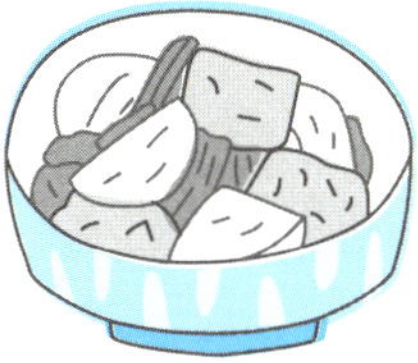 ※かぶは8つに切り、かぶの葉はゆでて切っておく。油揚げは油抜きし、短冊切りにする。かぶを油で炒め、Aで柔らかく煮る。かぶの葉、油揚げを加える。 ●ぶどうの寒天ゼリー ぶどう　40g 水　75cc 粉寒天　0.5g 砂糖大さじ2 レモン汁　少々 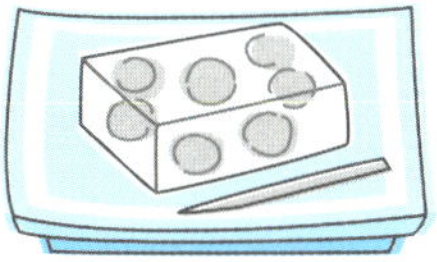 ※ぶどうは1粒取り分け、残りをミキサーにかける。粉寒天を水でふやかし、火にかけて煮とかし、砂糖とレモン汁、ぶどうを混ぜる。水で濡らした型に流し入れ、ぶどうを入れ、冷やし固める。

ステージG3〜G5の方の食事

・1日あたりの食事摂取基準

慢性腎臓病の重症度でステージG3〜G4は、腎臓に障害があり、働きは中等度（eGFR30〜44%）〜高度の低下（eGFR15〜29%）の状態です。

この段階になると、疲れやすい、むくみなどの自覚症状が出てくる人もいます。薬物療法も行われ、薬の種類がだんだん増えていきます。

食事についても、徐々に制限が厳しくなっていきます。エネルギー摂取の目安は、25〜35kcal／kg標準体重／日ですが、高血圧や脂質異常症などへの対策は続け、必要ならばエネルギー摂取を控えめにします。

これは、一般の人と変わらない数値ですが、メタボリックシンドロームなどの予防の意味からも、摂りすぎには気をつけます。

ただ、ステージG3からはたんぱく質の制限が始まるので、それに伴ってエネルギー量が不足してしまうこともあります。適切な摂取を心がけましょう。

たんぱく質は、段階ごとに制限が厳しくなっていきます。

ステージG3aでは0・8〜1・0g／kg標準体重／日、ステージG3b以降では0・6〜0・8g／kg標準体重／日とします。

糖尿病性腎症の場合は、ステージG3では0・8〜1・0g／kg標準体重／日、G4では0・6〜0・8g／kg標準体重／日となり

ステージ
G1
ステージ
G2
ステージ
G3
ステージ
G4
ステージ
G5

ます。

脂質と糖質の摂取は、たんぱく質の制限により減少したエネルギー量を補う意味でも大切になってきます。この段階では、尿がつくられる能力が減っていくため、カリウムの制限も必要となります。カリウムは、たんぱく質との関係があるので、個別にすすめられる値は違いますが、ステージG３bで２０００mg／日以下、ステージG４は、１５００mg／日以下に抑えるのが基本となります。

塩分は６g／日に抑えます。特に、この段階では飲水の制限の必要がありますが、喉の渇きを起こさないためにも、塩分摂取を控えることが大切です。

・ステージG３～G５の方の献立の立て方

たんぱく質の指示量によって、献立の立て方が変わってきます。腎機能の低下にともなって、むくみや高カリウム血症が出てきた場合、水分やカリウムも抑えなくてはなりません。ただ、献立の基本はステージG２までと同じです。たんぱく質を中心に主食、主菜を選び、副菜などでエネルギーやそのほかの栄養素が制限を超えないようバランスをとります。たんぱく質の制限が厳しくなってきたら、主食をたんぱく質が抑えられた治療用特殊食品に置き換えると、メニュー選びが楽になります。ステージG３～G５の方は、食事制限をきちんと守り、症状の改善をはかってください。食事も治療の一環だという意識を忘れずに毎日を過ごしましょう。

ステージ G3～G5の献立例

朝食	●梅紫蘇おにぎり ごはん　1膳分（160g） しそ のり 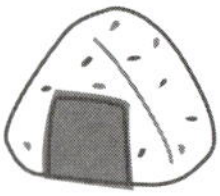 ●ズッキーニのスパニッシュオムレツ 卵 ズッキーニ トマト オリーブオイル にんにく A　塩 　こしょう 　パセリ 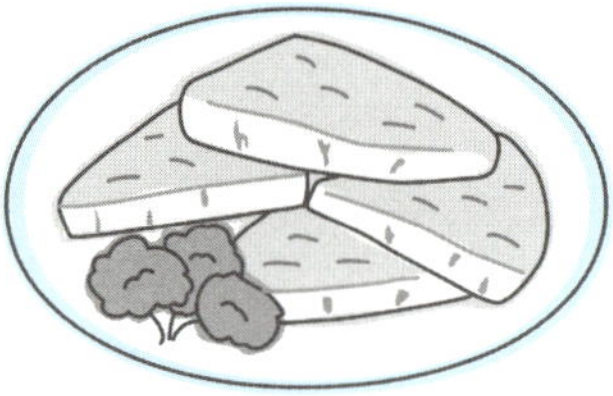 ※ズッキーニとトマトは1cm角に切る。オリーブオイルとにんにくを熱して香りがたったらにんにくはのぞく。ズッキーニを炒め、Aをふり、溶き卵を流し入れてトマトも混ぜ、両面を焼く。
昼食	●ごはん　1膳 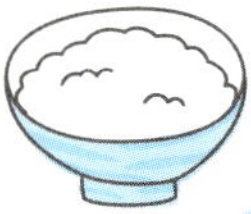 ●ピリ辛肉巻き 豚ばら肉（薄切り） ピーマン にんじん エリンギ A　しょうゆ 　みりん 　だし汁 唐辛子 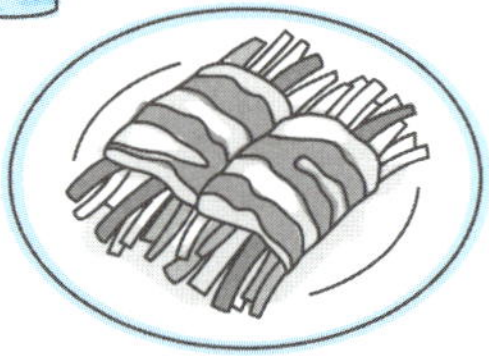 ※細切りにした野菜を豚肉で巻く。フライパンで焼いてAをからげ、唐辛子をふる。 ●なすの揚げ浸し なす ししとう 揚油 A　だし汁 　みりん 　しょうゆ 　しょうが汁 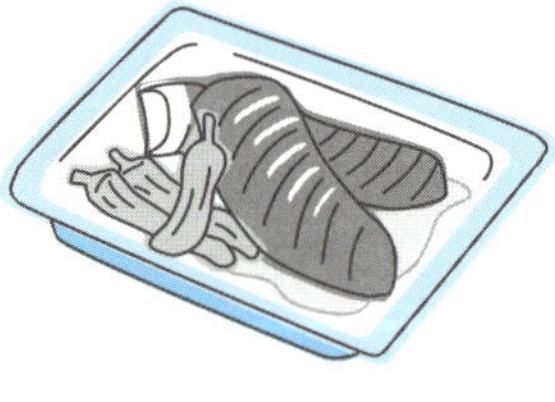 ※なすは縦に切り、皮に切れ目を入れる。なすを揚げ、ししとうをさっと揚げ、Aに浸す。

夕食

●ごはん　1膳

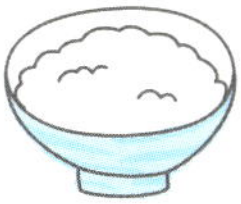

●えびフライ

えび（殻つき無頭）
こしょう
衣　小麦粉
　　水
パン粉
レモン
キャベツ
ミニトマト
オーロラソース　マヨネース
　　　　　　　　トマトケチャップ
　　　　　　　　牛乳

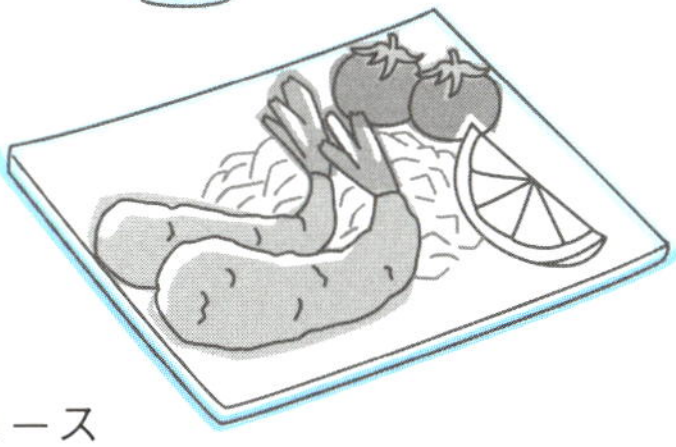

※えびは殻を取り、こしょうをふる。衣をつけ、パン粉もつけて油で揚げる。レモンとキャベツの千切り、ミニトマト、オーロラソースを添える。

●具だくさんミネストローネ

キャベツ
玉ねぎ
セロリ
にんじん
マカロニ
にんにく
オリーブオイル
A　スープの素
　　ベイリーフ
　　トマトジュース（無塩）
　　塩
　　こしょう

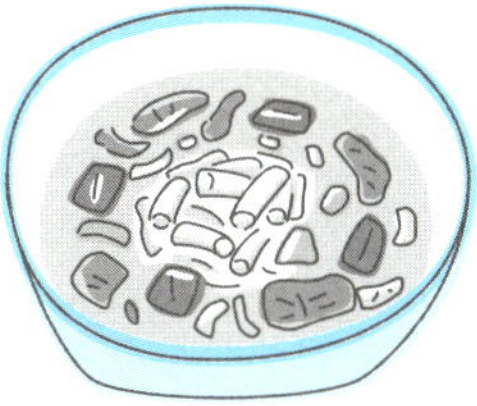

※玉ねぎ、セロリ、にんじんは1cm角に切る。オリーブオイルとにんにくを熱し、香りが立ったらにんにくを除く。切った野菜を炒め、ざく切りにしたキャベツ、A、マカロニを加え、マカロニが柔らかくなるまで煮る。

●フルーツ葛切り

桃（缶詰）
葛切り（乾燥）
白みつ

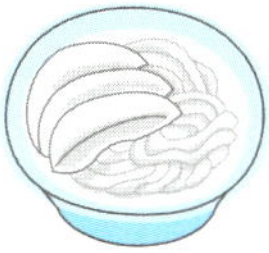

※葛切りは水で戻してゆで、冷水につける。
水気を切って桃と合わせ、白みつをかける。缶詰の汁は使わない。葛切りは冷やしすぎると食感が失われるので注意。

2．末期腎不全透析療法での食事療法

透析治療の方の食事

・1日あたりの食事摂取基準

慢性腎臓病の重症度でステージG5は、腎臓に重い障害があり、ほとんど働いていない（eGFR15％以下）状態です。人工透析の必要があり、さまざまな症状が出ています。

たんぱく質の摂取は、0・6〜0・8g／kg標準体重／日です。糖尿病性腎症の場合も、0・6〜0・8g／kg標準体重／日です。

たんぱく質の制限により減少したエネルギー量を補うのが、脂質と糖質です。

エネルギー摂取の目安は、25〜35kcal／kg標準体重／日です。エネルギー不足に気をつけ、適切な摂取を心がけましょう。

カリウムは、1500mg／日以下に抑えます。

厳格な食事制限が必要ではありますが、透析を受けることで、ステージG5は、食事制限が少し楽になる場合もあります。（左頁表参照）

・透析治療の方の献立の立て方

まず、たんぱく質をふりわけながら献立の柱を決め、次にエネルギーが十分になるようにします。

水分摂取を抑えるため、スープなど汁物は避けます。

CKDステージによる食事療法基準

ステージ5D	エネルギー（kcal/kgBW/日）	たんぱく質（g/kgBW/日）	食塩（g/日）	水分	カリウム（mg/日）	リン（mg／日）
血液透析（週3回）	30〜35注1,2)	0.9〜1.2注1)	＜6注3)	できるだけ少なく	≦2,000	≦たんぱく質（g）×15
腹膜透析	30〜35注1,2,4)	0.9〜1.2注1)	PD除水量（L）×7.5＋尿量（L）×5	PD除水量＋尿量	制限なし注5)	≦たんぱく質（g）×15

注1）体重は基本的に標準体重（BMI＝22）を用いる。
注2）性別、年齢、合併症、身体活動度により異なる。
注3）尿量、身体活動度、体格、栄養状態、透析間体重増加を考慮して適宜調整する。
注4）腹膜吸収ブドウ糖からのエネルギー分を差し引く。
注5）高カリウム血症を認める場合には血液透析同様に制限する。
＊「日本腎臓学会編：慢性腎臓病に対する食事療法基準2014年版」（東京医学社）より

ステージG5の献立例

朝食	●食パン　1枚 バター ●ゆで卵とゆで野菜のサラダ ゆで卵 キャベツ さやいんげん にんじん ホールコーン（冷凍） マヨネーズ こしょう ※野菜を切って、ゆでる。粗く刻んだゆで卵、コーンと合わせ、マヨネーズでざっと和える。 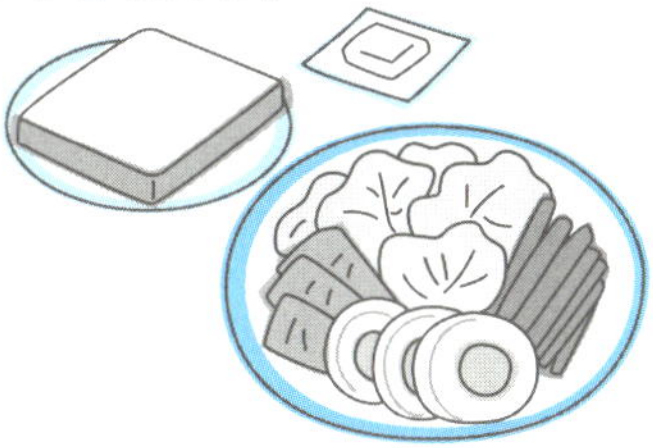

ステージ G5の献立例

昼食

●ごはん　1膳

●じゃこと野菜のかき揚げ
じゃこ
さやいんげん
にんじん
玉ねぎ
青じそ
衣　小麦粉
　　マヨネーズ
　　水
揚油
レモン
※野菜は細切りにして、衣で和える。油で和え、レモンを添える。

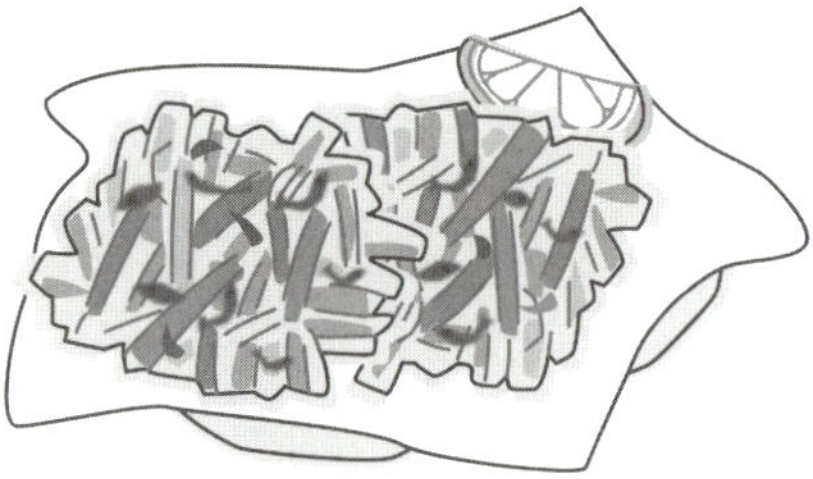

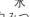

●セロリときゅうりの甘酢炒め
セロリ
きゅうり
ごま油
A　酢
　　砂糖
　　塩
唐辛子　少々
※野菜は斜め切りにして、ごま油で炒める。A を絡めて、唐辛子をふる。

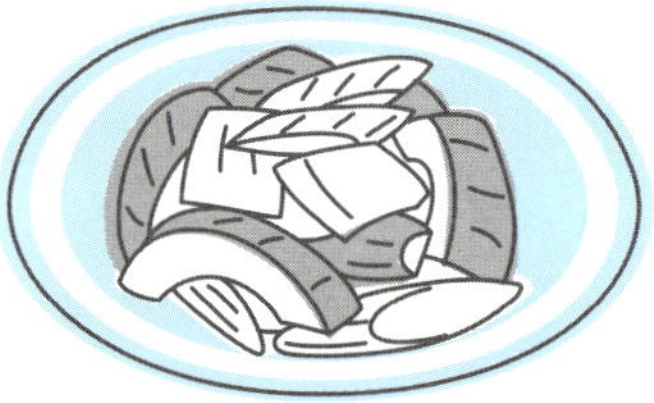

●りんごの白ワイン煮
りんご
A　砂糖
　　白ワイン
　　水
白みつ
※りんごは一口大に切り、A で煮る。柔らかくなったら、りんごだけ取り出し、白みつをかける。煮汁は食べない。

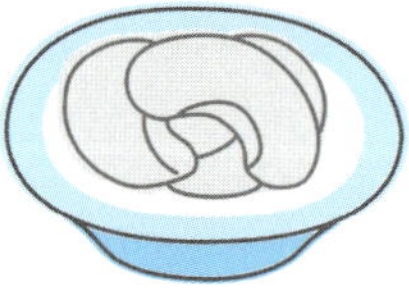

夕食

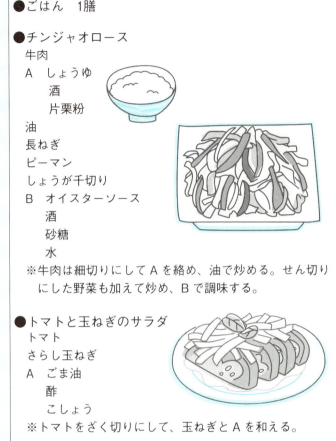

●ごはん　1膳

●チンジャオロース
牛肉
A　しょうゆ
　酒
　片栗粉
油
長ねぎ
ピーマン
しょうが千切り
B　オイスターソース
　酒
　砂糖
　水
※牛肉は細切りにしてＡを絡め、油で炒める。せん切りにした野菜も加えて炒め、Ｂで調味する。

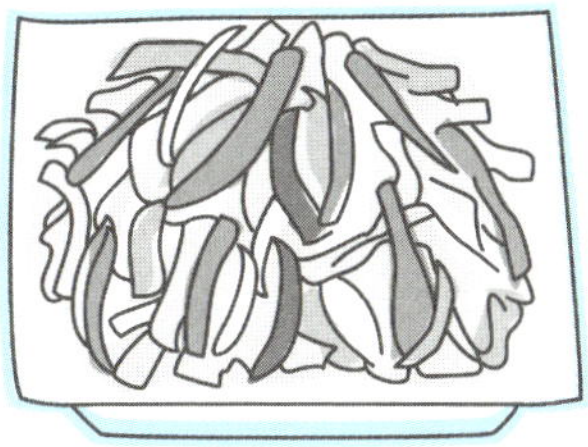

●トマトと玉ねぎのサラダ
トマト
さらし玉ねぎ
A　ごま油
　酢
　こしょう
※トマトをざく切りにして、玉ねぎとＡを和える。

●わらびもち

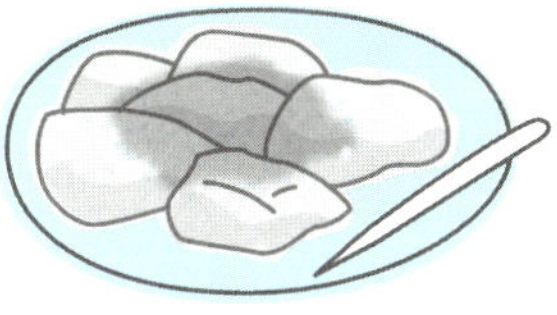

あとがき

医の心――私の68年を振り返って・医師の想い――

本書を上梓するにあたり、「あとがき」として私が歩んできた道を振り返り、医の心と医療の現状について触れてみたいと思います。

私の歩んだ道と医師への志、「仁」とは?

私は、昭和24(1949)年　北海道の増毛《ましけ》町という半農半漁の町で生まれました。わが家は、りんご、梨、サクランボ、桃、ブドウ、プラム、スイカなど何でもとれる〝フルーツの里〟で果樹園を営んでいました。私は、一人っ子でしたので両親は果樹園を継いでくれるものと思っていたようです。

父は、正義感に富み、私に対する躾《しつけ》はとても厳しく、「挨拶をきちんとすること」や「目上の人や体の弱い人に対する思いやりの心」を教えてくれました。

一方、母はとても優しかった。父の厳しさは、母にまで及んでいたようで、いつも小さくなってひっそりと生活していたようです。私が度々風邪《かぜ》をひくと、その度に母が私を背負い、約3㎞の道を市街地の医院まで通院してくれました。注射してもらうと、母は来た道をまたおんぶして帰ってくれました。捻挫《ねんざ》したときも雪道をそりで押してくれて整骨院に行ったのを覚えています。小柄で体の弱かった母にとっては、大変なことであっただろうと思います。

母は、自然相手の果樹園を私が継ぐことには、決して賛成ではなかったようです。果樹園の仕事に休息するシーズンはなく、冬のリンゴの木（枝）の剪定にはじまり、収穫まで1年間を通じて仕事があります。雨が降るとサクランボは割れて商品にならず、台風が来るとリンゴや梨は一度に落ちてこれも商品になりません。そんなこともあり、母は教育にはとても熱心で、小学校の参観日には一度も欠かすことなく来校してくれました。果樹園以外の職を選択してほしそうでした。

このように私は、医療過疎の地に誕生し、両親の愛を体一杯に受けながら成長していったのですが、私を心から愛してくれたことに深く感謝しています。

◇　◇

小学校入学式の日、担任の先生に、「皆さん大きくなったら、何になりますか?」と聞かれ、私はすぐに「僕はお医者さんになります!」と答えてしまいました。それは、小さい頃の風邪などで母に抱かれて医院を受診したことや母の体があまり丈夫でなかったこと、果樹園を継がず安定した職業を選んでほしいと思う母の密かな望み、診てくれた医師の白衣が何となくかっこよく、憧れていたからなのかもしれないと思っています。しかし、増毛町が医療過疎地域であったことも、少しは考えていたように思います。一度仲間達に〝医師になる〟と口にしたため、引っ込みがつかなくなってしまったことも医学部への道を進んだ理由の一つです。その後、故郷を離れ医師への道を歩み現在に至っています。

私はこのような環境のなかから医師を志しましたが、医師となったすべての人には、何らかのきっかけがあるものです。しかも「患者さんと家族の喜ぶ顔を見るために!」といった心が、皆にある共通の想いだと思っています。いわゆる「医は仁術」への想いです。仁は私の母校順天堂大学の学是ですが、人が二人と書きます。「他ありて我あり、他を思いやり慈しむ心、それすなわち仁」といっています。医師の世界のみならず、私たちが日常生活を円滑に営んでいくためには、仁の心・他への思いやりは大変重要です。

医師の想いと患者さんの心

大学に入学したころ、クラスを2つに分けてディベート（討論）をしたことがあります。「（我々は、患者さんの支払いで生活しているわけだから）毎度有難うございました。また、どうぞ…」と言うグループと、「（そんな商売のようなことは言わないで）お大事にね。お気をつけて」と言うグループに分け、私たち自身の考えとは別に議論したものでした。

最近、有名な大病院が経営不振に陥り倒産したとか、自己破産宣言したというニュースや、公立病院の慢性的な赤字経営を耳にすることが多くなりました。医療はボランティアではありませんので、特別な支援がない限り、自前で得た財なくして医療は成り立ちません。放漫な経営をして経営不振に陥った場合は別として、まじめに取り組んでいる医療機関の経営がうまくいかず、財のことのみを常に考えなくてはならないことには違和感を覚えます。

しかし、経営・運営が良好でなければ、心のこもった最新の医療はできませんので、私たちは無駄をなくし医療経済に目を向けることが重要になっています。「医療スタッフは、お金のことは気にせずに、いい医療を追い求めていればよい！」という時代はもう終わったのです。それが「医は算術」と揶揄《やゆ》される理由《わけ》でもあります。

◇　◇

わが国は世界に誇れる「国民皆保険制度」をもっていますが、今や崩壊しているといわれています。その理由の一つに超高齢社会が挙げられています。しかし、健康でしっかりと生きておられる高齢者が増えていることは大変喜ばしいことです。少子高齢社会が今後も続いていくことは明らかなわけですから、政府・自治体には社会保障体制（医療・介護・年金）の整備をきちんと行っていただきたいと思います。また最近は、認知症を患った高齢者も増えており対応が必要です。我々医療スタッフや製薬会社、患者さん・家族にも共に考えていく姿勢が求められています。

では、私たちにできることは何かを考えてみましょう。

第1に「資源は無限ではなく限りのあるもの」ですから、無駄をなくすことが最も重要です。患者さんや医療スタッフに、検査や処方（薬剤）は無料であるとの昔からの意識がまだ抜けていません。検査も薬も多ければ多いほどよいとの考えがあります。過剰な処方が多く残薬も減ってはいませんし、財のための余分な検査がなされている可能性もあります。もちろん、診断と治療のために必要な検査をきちんと行うことは必須です。

第2に、iPS細胞を用いた治療法の開発など、基礎医学の進歩とその臨床応用には目を見張るものがあります。素晴らしい進歩だと思います。また、分子標的薬（抗体医薬品）が多くの患者さんにとっての福音となっています。しかし、これらの開発には多額の費用がかかるため、保険診療では賄えない状況にあります。製薬業界は、ジェネリック医薬品（後発医薬品）の普及による影響が強いため新薬の開発に努力されていますが、上市された薬剤はかなり高額なものになっています。製薬業界には、適正な価格設定が求められます。しかし、今後は診療報酬や介護報酬に関する改定があるたびに、患者さん・ご家族にはいっそうの痛みを伴うもの（自己負担の増額）になると思われます。

第3に、海外から輸入される検査機器（CT、MRI、ロボット：ダヴィンチなど）や薬剤は、他の国に比べても高額になっています。これも改善すべき点はわかっていますので、政府はすぐにでも改善すべきです。

第4に、「働き方改革実行計画」に従い、「医師は労働者」として考えられ、2019年を目途に時間外労働の規制の在り方や労働時間の短縮策の議論が深められています。医師の長時間労働・残業は大きな問題ですが、医師には医師法で応召義務があります。労働時間外だからと診療を拒否した場合には、患者さんの求めに答えることができず、医療提供体制に支障が生じます。医師における働き方を十分に議論し、納得の得られるものができることを期待しています。

◇　◇

患者・医師の関係ほど良い医療の実践にとって大切なものはありません。私もこれまで多くの患者さんと出会いましたが、思い出に残る方々がたくさんいらっしゃいます。患者さんから医療人として、また社会人として多くのことを学ばさせていただきました。

これまで、たった一人ですが「透析療法は受けたくない、このままで経過をみてほしい」という患者さんに出会いました。スタッフとご家族で透析療法の必要性と、透析を受けるとまだまだ活躍できることを何度も説得しましたが、受け付けませんでした（拙著『医師の想い―富さんの診療余話―』、光原社、2015、参照）。透析の穿刺時の痛みや辛さに耐えられないなどの理由で透析の中止を申し出る方もいらっしゃいます。また、腎臓病以外の合併症やうつ病、認知症で悩んでいる患者さん・家族もいらっしゃると思います。こうした時には、抱え込まずに医師や医療スタッフに相談していただき解決の道を探りたいと思います。

医師にはただ単に財のためにだけではなく、「患者さんと家族の喜ぶ顔を見るために！」といった医の心があります。心温まる医療の実施のために、患者・医師のよき関係を継続するよう皆で知恵を出していくべきだと考えています。

患者さんの上手な病院のかかり方と今後の医療の変化

1）患者さんの上手な病院のかかり方

良い医療は、患者さん、ご家族と私たち医療スタッフの共同作業によってできるものです。私の専門である腎臓病領域においても患者さんは、適切な食事療法や運動療法を実施し残薬がないように服薬すること、私たち腎臓専門医はエビデンスに基づき患者さんに適した薬物療法を選択することが大切です。そして、末期腎不全透析療法への進行抑制を常に考えつつ、やむなく進行した場合には、良好な維持透析療法を継続することが重要です。

患者さんにとっては、上手な病院のかかり方に心がけていただきたいと思います。以下のようなことを時間を追ってきちんとまとめてお話しすることがとても重要です。外来診察前や入院中にメモをとっておき、医師に尋ねるようにしてほしいと思います。医師にとって「診たい患者さん」を目指してほしいと思います。

〈話したいことは?〉

・今、一番問題になっていることは何か?
・それは、いつごろから出てきたのか? 急に出てきたのか? ゆっくり出てきたのか?
・その症状の期間・経過(推移・変化)は?
・その症状に伴う別の症状はないのか?
・これまで今回と同じような症状・所見はみられなかったのか? また、指摘されたことはなかったのか?
・これまで医療機関を受診・入院されたことはなかったのか?
・女性では、妊娠・出産のときに問題はなかったのか?
・家族に同じような症状の方はいないのか?

・職業、仕事の内容、飲酒歴、喫煙歴、常用しているお薬やサプリメントは？

（『医師の想い―富さんの診療余話』光原社、2015、参照）

一方、医師には十分な説明が求められます。忙しい診療のなかですが、わかりやすい言葉でゆっくりと説明し、理解していただく技術が求められます。上から目線ではなく、いつも患者さんに寄り添い、傾聴に心がけ、社会復帰にむけた心温まる医療が必要です。

2）今後の医療の変化

今後は急性期病床数の削減、平均在院日数の短縮化、ジェネリック医薬品（後発医薬品）の使用推進がいっそう進むと思います。入院病床を減らす方向にあり、長期の入院患者さんはいっそう減るでしょうが、長期療養型病床の増加、在宅医療・在宅看護の整備が求められます。したがって、政府・自治体は高齢者が自宅で生活できるように、往診や介護、生活支援のサービスを必要に応じて提供すべきです。私たち医師も、慢性期疾患の在宅治療の必要性を真剣に考えるべきときだと思います。私たちの分野では、高齢透析患者さんで独居されている方への支援が求められています。

ジェネリック医薬品（後発医薬品）は、先発品とまったく同一の効果を示すとされ、しかも安価であるとして推奨されています。確かに医療経済上は効果的なのですが、「降圧薬をジェネリック医薬品に替えたところ血圧があがった」り、「薬疹がでた」患者さんを経験しています。組成は同じでも、添加剤が異なっていることが一因と考えられます。使用にあたっては、十分な説明と注意が必要です。ジェネリック医薬品を発売している製薬会社には、医薬情報担当者（ＭＲ）が不在であることも、情報提供のうえでも問題があると思っています。

◇　　◇

今後いっそう進んでいく分野に人工知能（ＡＩ）の利用があります。医師に代わる診療や透析療法へのＡＩの本格活用にはまだ時間がかかると思いますが、患者さんの症状・経過・既往歴・家族歴などをインプットすることで、有効で必要な検査を指示してくれるレベルまでは、すぐに進むと思います。多くの患者さんのデータ（メガデータ）とコンピューターを駆使して、以前医師が考えられなかった診断や治療をＡＩが提示してくれる可能性があります。もうすでに、一部では行われています。

あとがき

今後、仁の心をもったＡＩができた場合には、医師の強力なライバルになるかもしれません。ＡＩは新薬の開発にも応用されますので、腎臓病の悪化を阻止する新薬がでるよう願っています。現在、いろいろな病院でロボットのペッパー君が院内紹介をしたり、長期療養病棟や介護老人保健施設などで高齢者に癒しを与えたりと大活躍しています。これからの医療は、これまで経験したことのない新たな方向へ進んでいくものと思います。

これには、期待と不安を感じています…。

「研精不倦《うまず》」を座右の銘として

富野康日己

参考文献

●改定版 慢性腎臓病（ＣＫＤ）進行させない治療と生活習慣（法研）
【著】原茂子／福島正樹

●美味しさいっぱいの食事療法 腎臓病を治すらくらくレシピ（法研）
【監修】富野康日己／堀江ひろ子

●腎臓病食品交換表 第９版―治療食の基準―（医歯薬出版株式会社）
【監修】黒川清

●よくわかる最新医学 腎臓病の最新治療（主婦の友社）
【監修】川村哲也／湯浅愛

●病気がみえる vol.8 腎・泌尿器 第2版（メディックメディア）
【編集】医療情報科学研究所

●ぜんぶわかる 人体解剖図（成美堂出版）
【著】坂井建雄／橋本尚詞

索　引

■著者
富野 康日己（とみの・やすひこ）
医療法人社団 松和会常務理事。順天堂大学名誉教授
1949年生まれ。1974年、順天堂大学医学部卒業後、市立札幌病院で研修。79年、東海大学医学部内科助手・講師を経て、87年、米国ミネソタ大学に客員講師として招聘される。88年、順天堂大学医学部腎臓内科助教授、94年、同教授に就任。順天堂大学医学部附属順天堂医院副院長、同大学医学部長・研究科長を経て2015年現職。日本内科学会（功労会員）、日本腎臓学会（功労会員）、日本成人病（生活習慣病）学会（理事）、日本糖尿病学会（評議員）、日本結合組織学会（評議員）などに所属。著書・監修書多数。

装丁：本間公俊
企画編集協力：アーバンサンタクリエイティブ／大工明海
本文イラスト：㈱イオック／コミックスパイラる 井上秀一
本文デザイン・ＤＴＰ：㈱キャップス

ステージ別
腎臓病の治療とケア

平成29年11月20日　第1刷発行

著　　者　富野康日己
発 行 者　東島俊一
発 行 所　株式会社 **法 研**
〒104−8104　東京都中央区銀座1-10-1
販売03(3562)7671／編集03(3562)7674
http://www.sociohealth.co.jp
印刷・製本　研友社印刷株式会社

0123

ISBN978-4-86513-407-0 C0077　定価はカバーに表示してあります。

乱丁本・落丁本は小社出版事業課あてにお送りください。

送料小社負担にてお取り替えいたします。